Hörschädigung im Pflegealltag

Mechthild Decker-Maruska

Hörschädigung im Pflegealltag

Pflegepraxis bei Schwerhörigkeit, Ertaubung und Co

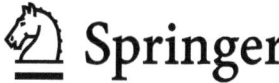

Mechthild Decker-Maruska
Privat
Irchenrieth, Deutschland

ISBN 978-3-662-71236-8   ISBN 978-3-662-71237-5 (eBook)
https://doi.org/10.1007/978-3-662-71237-5

Die Deutsche Nationalbibliothek verzeichnet diese Publikation in der Deutschen Nationalbibliografie; detaillierte bibliografische Daten sind im Internet über https://portal.dnb.de abrufbar.

© Der/die Herausgeber bzw. der/die Autor(en), exklusiv lizenziert an Springer-Verlag GmbH, DE, ein Teil von Springer Nature 2025

Das Werk einschließlich aller seiner Teile ist urheberrechtlich geschützt. Jede Verwertung, die nicht ausdrücklich vom Urheberrechtsgesetz zugelassen ist, bedarf der vorherigen Zustimmung des Verlags. Das gilt insbesondere für Vervielfältigungen, Bearbeitungen, Übersetzungen, Mikroverfilmungen und die Einspeicherung und Verarbeitung in elektronischen Systemen.
Die Wiedergabe von allgemein beschreibenden Bezeichnungen, Marken, Unternehmensnamen etc. in diesem Werk bedeutet nicht, dass diese frei durch jede Person benutzt werden dürfen. Die Berechtigung zur Benutzung unterliegt, auch ohne gesonderten Hinweis hierzu, den Regeln des Markenrechts. Die Rechte des/der jeweiligen Zeicheninhaber*in sind zu beachten.
Der Verlag, die Autor*innen und die Herausgeber*innen gehen davon aus, dass die Angaben und Informationen in diesem Werk zum Zeitpunkt der Veröffentlichung vollständig und korrekt sind. Weder der Verlag noch die Autor*innen oder die Herausgeber*innen übernehmen, ausdrücklich oder implizit, Gewähr für den Inhalt des Werkes, etwaige Fehler oder Äußerungen. Der Verlag bleibt im Hinblick auf geografische Zuordnungen und Gebietsbezeichnungen in veröffentlichten Karten und Institutionsadressen neutral.

Planung/Lektorat: Renate Eichhorn
Springer ist ein Imprint der eingetragenen Gesellschaft Springer-Verlag GmbH, DE und ist ein Teil von Springer Nature.
Die Anschrift der Gesellschaft ist: Heidelberger Platz 3, 14197 Berlin, Germany

Wenn Sie dieses Produkt entsorgen, geben Sie das Papier bitte zum Recycling.

Geleitwort

Hörprobleme, Verständigungsschwierigkeiten und daraus folgend Missverständnisse stellen ein zunehmend häufigeres Problem dar. Dies umso mehr, wenn Menschen darüber hinaus gesundheitlich beeinträchtigt sind und etwa im Krankenhaus ambulant oder stationär behandelt werden müssen. Dann sind es besonders die Pflegekräfte, die im Kontakt mit den Patientinnen und Patienten damit konfrontiert werden.

Dieses wunderbare Buch liefert jetzt beruflich Pflegenden, aber auch anderen Mitarbeiterinnen und Mitarbeitern in Gesundheitseinrichtungen wertvolle Informationen, wie mit hörgeschädigten Patientinnen und Patienten sowohl im Krankenhaus als auch in der ambulanten und stationären Kurz- und Langzeitpflege umgegangen werden kann.

Die Autorin, Frau Decker-Maruska, hat in diesem umfangreichen Werk sehr ausführlich und dezidiert dargelegt, welche konkreten Probleme in der Pflege hörgeschädigter – auch und gerade älterer – Menschen auftreten können. Sie beschreibt, wie normales Hören funktioniert, wie Hörstörungen entstehen und wie sie generell behandelt werden können. Sie erklärt aber auch, welche Missverständnisse und Fehleinschätzungen entstehen können, etwa wenn hörbeeinträchtigte Patientinnen oder Patienten nicht adäquat reagieren und dann vielleicht (vorschnell) als dement oder sonst geistig eingeschränkt eingeschätzt werden.

Besonders wird auf die Folgen für die Kommunikation ganz allgemein und die Auswirkung von Hörschädigungen auf Sprache und Verständnis eingegangen. Weiter werden verschiedene Formen und Ausprägungen von Schwerhörigkeit, Ertaubung und Gehörlosigkeit beleuchtet. Auch Ohrgeräusche (Tinnitus) werden als besondere Form der Hörstörung extra referiert und in ihrer Auswirkung unter anderem auf die Kommunikation beschrieben.

Sehr einfühlsam führt die Autorin dann die Folgen von Hörschädigungen für die psychosoziale Situation der Betroffenen aus. Dazu gehört auch, dass Schwerhörigkeit gerade bei älteren Menschen nach neueren wissenschaftlichen Studien tatsächlich auch als ein erheblicher Risikofaktor für das Entstehen kognitiver Einschränkungen und Demenzentwicklung anzusehen ist. Allein deshalb ist eine Sensibilisierung der Patientinnen und Patienten sowie der Pflegekräfte (und auch der Ärzte) insbesondere im Krankenhaus überaus wichtig.

Schließlich vermittelt das Buch sehr viele und vor allem sehr nützliche Tipps zum Umgang mit Schwerhörigen, Ertaubten und Gehörlosen zur Erleichterung der Kommunikation, aber auch zum Gebrauch und zur Pflege von Hörgeräten und Cochlea-Implantaten (CI). Zudem werden im Rahmen einer Hörschädigungen berücksichtigenden Gestaltung des Pflegeprozesses Hinweise zur sinnvollen und besseren Dokumentation gegeben, wobei erkennbar ist, wie sehr die Autorin in der Pflegepraxis mit all ihren Problemen und auch zeitlichen Beschränkungen verwurzelt ist.

Dem Werk ist aber vor allem anzumerken, wie intensiv sich die Autorin insbesondere mit dem Thema Schwerhörigkeit und Kommunikationseinschränkung beschäftigt hat. Ich selbst kenne Frau Decker-Maruska seit vielen Jahren als engagierte und überaus kompetente Dozentin und Pflegefachkraft; sie hat zahlreiche Seminare geleitet und Artikel verfasst, die diese Problematik zum Thema hatten. Der Autorin war und ist es ein großes Anliegen, beruflich Pflegende für Hörschädigungen zu sensibilisieren und Hürden und Hemmnisse im Umgang mit schwerhörigen, ertaubten und gehörlosen Patientinnen und Patienten abzubauen.

Dieses Werk gehört in jedes Krankenhaus, jedes Seniorenheim, jeden ambulanten Pflegedienst und auch in Pflegeschulen als wertvolle Anleitung und Hilfe für den Umgang mit hörgeschädigten und kommunikationsbeeinträchtigten Patientinnen und Patienten.

Möge es eine große Verbreitung finden und dadurch dazu beitragen, ein besseres Verständnis für diese Problematik auch bei älteren Patientinnen und Patienten zu erlangen.

Gerhard Hesse
Bad Arolsen, Deutschland
Mai 2025

Vorwort

„Hörschädigungen sind unsichtbar, und anders als mobilitätsbeeinträchtigte oder blinde Menschen nutzen hörgeschädigte Menschen keine bzw. keine auf den ersten Blick erkennbare Hilfen." Mit diesem Satz begann ich 1992 meinen ersten Unterricht zum Thema „Richtiger Umgang mit hörgeschädigten Patientinnen und Patienten" an einer Krankenpflegeschule. Nein, ich bin keine Pflegepädagogin. Ich bin eine (noch) gut hörende Krankenschwester, die sich gemeinsam mit anderen Akteuren etwa des Deutschen Schwerhörigenbundes e.V. seit mehr als drei Jahrzehnten für eine bedarfsgerechte und bedürfnisorientierte Pflege hörgeschädigter Menschen einsetzt.

Die Wurzeln dieses Engagements finden sich einerseits in der Erkenntnis, dass die praktische Umsetzung einer solchen Pflege ein spezifisches Fachwissen voraussetzt. Mit dieser Erfahrung verließ ich Ende des Jahres 1991 nach vierjähriger Tätigkeit die damals deutschlandweit erste Abteilung zur „Medizinischen Rehabilitation psychischer Störungen von Hörbehinderten". Bereits an deren konzeptioneller Planung und Organisation beteiligt, zog es mich – unter anderem ausgestattet mit einem fundierten Wissen in Sachen Hörschädigungen und bestens vertraut mit der komplexen Problemlage sowie mit den individuellen Kommunikationsbedürfnissen der betroffenen Klientel – zurück in den klinisch-stationären Versorgungsalltag.

Überdies stellte ich 1992 bei der Rückkehr in denselben fest: Die besondere Problemlage hörgeschädigter Patient:innen blieb im Pflegealltag unberücksichtigt, da den ansonsten hochkompetenten Kolleg:innen das erforderliche Wissen fehlte. Deren Aussagen zufolge kam das Thema „Richtiger Umgang mit hörgeschädigten Patient:innen" schon in der Ausbildung zu kurz, ganz zu schweigen von entsprechenden Fortbildungsangeboten. So offerierte ich den Kolleg:innen die Möglichkeit, ihnen das notwendige pflegefachliche Know-how zu vermitteln. Und siehe da, bereits drei Wochen nach einer Schulungsmaßnahme vermeldete man erste Erfolge unter anderem bei der Kommunikation sowie der Handhabung von Hörgeräten. Daraus entstanden die Entwicklung eines – im Laufe der Jahre stetig erweiterten sowie an neue Gegebenheiten angepassten – Unterrichtskonzeptes nebst Unterricht an diversen Kranken- und Altenpflegeschulen, zahlreiche Beiträge etwa in Pflegefachzeitschriften, Vorträge bei nationalen und internationalen Pflege- und Geriatriekongressen und vieles mehr.

Dieses Fachbuch beruht auf der Idee, mein fundiertes Wissen sowie meine langjährigen Erfahrungen auf dem Gebiet bedarfsgerechter und bedürfnisorientierter Pflege hörgeschädigter Menschen zukünftig einem breiten Fachpublikum zugänglich zu machen.

An dieser Stelle geht ein besonderer Dank an meine Freunde Julia und Kai Hillert, auf deren pflegepädagogische Expertise und Unterstützung ich zählen konnte, an Prof. Dr. Gerhard Hesse für das Geleitwort und seine Unterstützung nicht nur als Experte auf dem Gebiet Tinnitus, an den Hörgeräteakustikmeister Marco Greindl, der mich rund um das Thema Hörgeräte unterstützte, sowie an Carsten Ruhe für die Hilfe in Sachen Raumakustik und an Klaus Büdenbender für die Einblicke in sein Leben mit Cochlea-Implantat.

Mein Dank gilt aber auch dem Verlag, der dieses Buch ermöglicht hat, und hier besonders Renate Eichhorn, Ina Conrad, Barbara Karg und Jonathan Batz.

Mechthild Decker-Maruska
Irchenrieth, Deutschland
Mai 2025

Inhaltsverzeichnis

1	**Einführung**	1
2	**Das auditorische System – Grundlegendes zur Anatomie und Physiologie**	7
2.1	Peripherer Systemanteil	8
2.1.1	Außenohr	9
2.1.2	Mittelohr	10
2.1.3	Innenohr	10
2.2	Zentraler Systemanteil	12
2.3	Physiologie des Hörens	13
	Literatur	15
3	**Hörwahrnehmung in Frequenz und Lautstärke und die Sprachbanane**	17
3.1	Frequenz	18
3.2	Lautstärke	18
3.3	„Sprachbanane"	19
3.4	So laut ist Krankenhaus	20
	Literatur	21
4	**Funktionen des Hörens und deren Beeinträchtigung bei Hörschädigung**	23
4.1	Warn- und Alarmierungsfunktion	25
4.2	Orientierungsfunktion	25
4.3	Informationsfunktion	26
4.4	Aktivierungsfunktion	26
4.5	Kommunikationsfunktion	27
4.6	Emotionale Funktion	27
4.7	Soziale Funktion	28
4.8	Spracherwerb	28
	Literatur	29
5	**Arten von Hörschädigungen: Schwerhörigkeit, Ertaubung und Gehörlosigkeit**	31
5.1	Schwerhörigkeit im Allgemeinen	33
5.1.1	WHO-Klassifikation zur Einteilung von Schwerhörigkeit	34
5.1.2	Prävalenz von Schwerhörigkeit	35
5.2	Formen von Schwerhörigkeit im Besonderen	35
5.2.1	Schallleitungsschwerhörigkeit und mögliche Ursachen	35
5.2.2	Schallempfindungsschwerhörigkeit und mögliche Ursachen	36
5.2.3	Kombinierte Schwerhörigkeit	37
5.2.4	Altersschwerhörigkeit (Presbyakusis) und Schwerhörigkeit im Alter	37

5.2.5	Einseitige Schwerhörigkeit	38
5.2.6	Zentrale Schwerhörigkeit und mögliche Ursachen	38
5.3	**Ertaubung**	**38**
5.3.1	Plötzliche Ertaubung	39
5.3.2	Ertaubung als Folge eines progedienten Hörverlustes	39
5.3.3	Einseitige Ertaubung	39
5.3.4	Mögliche Ursachen	40
5.3.5	Prävalenz	40
5.4	**Gehörlosigkeit**	**40**
5.4.1	Absolute Taubheit	41
5.4.2	Praktische Taubheit	41
5.4.3	Einseitige Taubheit	41
5.4.4	Mögliche Ursachen	41
5.4.5	Prävalenz	42
	Literatur zu Schwerhörigkeit, Ertaubung und Gehörlosigkeit	42
6	**Tinnitus**	**45**
6.1	**Subjektiver und objektivierbarer (objektiver) Tinnitus**	**46**
6.2	**Tinnitus ohne und mit Hörverlust**	**46**
6.3	**Kompensierter und dekompensierter Tinnitus**	**47**
6.4	**Schweregradeinteilung des Tinnitus**	**47**
6.5	**Ursachen/Auslöser**	**48**
6.6	**Prävalenz**	**48**
	Literatur	48
7	**Ototoxizität – eine unerwünschte Arzneimittelwirkung**	**49**
7.1	**Aspirin**	**50**
7.2	**Furosemid**	**50**
7.3	**Chemotherapeutika**	**50**
7.4	**Gentamycin und Streptomycin**	**50**
7.5	**Chinin**	**51**
	Literatur	51
8	**Hörschädigungen und Tinnitus wirken sich aus**	**53**
8.1	**Auswirkungen von Tinnitus, grob skizziert**	**54**
8.2	**Auswirkungen von Hörschädigungen**	**54**
8.2.1	Physische Auswirkungen	55
8.2.2	Psychische Auswirkungen	55
8.2.3	Soziale Auswirkungen	55
8.2.4	Kognitive Auswirkungen	56
8.2.5	Sensorische und soziale Deprivation als weitere Auswirkungen	57
	Literatur	58

Inhaltsverzeichnis

9	**Schwerhörigkeit im Alter und Demenz: Verwechslung nicht ausgeschlossen**	61
9.1	Sorge nicht unbegründet	62
9.2	Verhaltensmuster erschweren die Zuordnung	63
9.3	Begrenzte Kommunikationsfähigkeit als Ursache	63
9.4	Schwerhörigkeit im Alter und Demenz im Doppelpack	64
9.5	Vorbeugung ist besser als Fehleinschätzung	64
9.6	Weitere Gemeinsamkeiten von Schwerhörigkeit und Demenz	64
	Literatur	65
10	**Kommunikationsprobleme mit hörgeschädigten Patient:innen meistern**	67
10.1	Kommunikation: Die wesentlichsten Aspekte	68
10.2	Kommunikationserleben der Interaktionspartner und Optimierungsbedarf	70
10.3	Methoden/Strategien der Kommunikation mit hörgeschädigten Menschen	71
10.3.1	„Lippen ablesen"	71
10.3.2	Hörtaktik	72
10.3.3	„Aufschreiben"	73
10.3.4	Schriftdolmetschen, professionelles „Aufschreiben" mit Rechtsanspruch	74
10.3.5	Transkriptions-Apps	76
10.3.6	Deutsche Gebärdensprache (DGS)	76
10.3.7	Fingeralphabet	77
10.3.8	Lautsprachbegleitende Gebärde (LBG)	79
10.3.9	Gebärdensprachdolmetschen – professionelle Übersetzung, ebenfalls mit Rechtsanspruch	79
10.3.10	Wo kann man DGS erlernen?	80
10.3.11	Allgemeine Verhaltensregeln – grundsätzlich und immer einhalten	81
	Literatur	84
11	**Der „hörschädigungsgerechte" Pflegeprozess**	85
11.1	Pflegeprozess, die wichtigsten Fakten	86
11.2	Status quo des Prozessgeschehens mit Blick auf Hörschädigungen	87
11.3	Prozessschritte des „hörschädigungsgerechten" Pflegeprozesses	89
11.3.1	Informationssammlung	89
11.3.2	Hörschädigungsbedingte Probleme und Ressourcen	92
11.3.3	Risikomatrix des SIS®-Strukturmodels und hörschädigungsbedingte Risiken	93
11.3.4	Festlegen von Pflegezielen	94
11.3.5	Pflegemaßnahmen planen und durchführen	95
11.3.6	Beurteilung der Wirkung der Pflege (Evaluation)	99
11.3.7	Dokumentation	99
	Literatur	101

12	**Konventionelle Hörgeräte und Cochlea-Implantat im Allgemeinen und der Umgang mit denselben im Besonderen**	103
12.1	**Konventionelle Hörgeräte im Allgemeinen**	105
12.1.1	Bauformen konventioneller Hörgeräte und deren Modellvarianten	108
12.1.2	Hilfreiche Rot-Blau-Markierung	110
12.1.3	Energieversorgung: Batterien und Akkus	111
12.1.4	Klein, kleiner, interventionsbedürftig	113
12.2	**Cochlea-Implantat (CI) im Allgemeinen**	114
12.2.1	Aufbau eines CI	114
12.2.2	Funktionsprinzip und Energieversorgung	116
12.2.3	Versorgungsablauf	116
12.2.4	Dokumentation	118
12.3	**Umgang mit konventionellen Hörgeräten und einem Cochlea-Implantat**	119
12.3.1	Grundsätzliches zum Umgang mit beiden Hörsystemen	119
12.3.2	Pflege und Reinigung von Hörgeräten	121
12.3.3	Batteriewechsel bei Hörgeräten	128
12.3.4	Funktionsstörungen bei Hörgeräten	132
12.3.5	Akustische Funktionskontrolle bei Hörgeräten	134
12.3.6	Kinnbügelhörverstärker	136
12.3.7	Einsetzen und herausnehmen von HdO- und IO-Hörgeräten	138
12.3.8	Pflege und Reinigung eines HdO-Audioprozessors bei CI-Versorgung	142
12.3.9	Batteriewechsel bei HdO-Audioprozessoren	144
12.3.10	Funktionsstörungen bei einem HdO-Audioprozessor	145
12.3.11	An- und Ablegen eines HdO-Audioprozessors	146
12.3.12	Der „besondere Notfallkoffer"	148
	Literatur	150
13	**Raumakustik – (k)ein unbeachtetes Thema in der Pflege hörgeschädigter Patientinnen und Patienten**	153
13.1	Raumakustik – Definition in Kürze	154
13.2	Die Auswirkungen	155
13.3	Raumakustik verbessernde Möglichkeiten	155
	Literatur	156
14	**In Pflegekursen kaum thematisiert: Hörschädigungen und ihre Folgen**	157
14.1	Problemlage pflegender An-/Zugehöriger im häuslichen Pflegesetting	158
14.2	„Familiale Pflege" – kurz beleuchtet	160
14.3	Thema Hörschädigungen in das Kursprogramm „Familiale Pflege" integrieren	160
	Literatur	161

Inhaltsverzeichnis

15	**„Der Hörservice" – ein vergessenes Best-Practice-Konzept der klinischen Geriatrie**	163
15.1	Von der Idee zur praktischen Umsetzung – einige Einblicke	164
	Literatur	166
16	**Hörerleben ohne und mit CI – ein „Insider" erzählt**	167
16.1	Vom Hören vor und nach der CI-Implantation	168
16.1.1	Hören vor dem CI	168
16.1.2	Hören kurz nach der Implantation	170
16.1.3	Hören heute mit CI	171

Serviceteil

Stichwortverzeichnis 175

Einführung

© Der/die Autor(en), exklusiv lizenziert an Springer-Verlag GmbH, DE, ein Teil von Springer Nature 2025
M. Decker-Maruska, *Hörschädigung im Pflegealltag*, https://doi.org/10.1007/978-3-662-71237-5_1

Mal ehrlich, fühlen Sie sich als beruflich Pflegende im Umgang mit hörgeschädigten Patientinnen und Patienten unsicher, in manchen Situationen vielleicht sogar hilflos? Lässt Sie die Handhabung von Hörsystemen wie Hörgeräten oder Cochlea-Implantaten verzweifeln? Wenn ja, ergeht es Ihnen wie vielen Berufskolleg:innen, die bei ihrem Bestreben, dieser besonderen Patientenklientel die bestmögliche Pflege angedeihen zu lassen, an die Grenzen ihrer Handlungskompetenz geraten.

Auch mir sind Gefühle wie Unsicherheit und Hilflosigkeit im Umgang mit schwerhörigen, ertaubten und gehörlosen Patient:innen sowie ihren „Zweitohren" aus früheren Berufsjahren nicht unbekannt. Ebenso gut erinnere ich mein tagtägliches Bemühen, mir bei dieser Patientenklientel „Gehör" zu verschaffen. Dabei bediente ich mich oft derselben fragwürdigen Methoden wie sehr lautem Sprechen oder nur stichpunktartigem Aufschreiben, die auch heute noch zur Anwendung kommen. Vielfach war mir das misstrauisch, unhöflich, unkooperativ anmutende Verhalten der Patientinnen und Patienten schleierhaft, wobei ich selbiges jedoch nicht als Auswirkung einer Hörschädigung betrachtete. Angesichts des Zeitdrucks (den gab es – wenn auch nicht im heutigen Ausmaß – schon früher) oft entnervt, verließ ich nicht selten mit einer offensichtlich fadenscheinigen Begründung kopfschüttelnd mit gemurmelten „Nicht schon wieder" ein Patientenzimmer. Ein Verhalten, dass bei den Patient:innen auf Unverständnis stieß und fehlinterpretiert für Konfliktpotenzial sorgte.

Unsicher und hilflos fühlten und fühlen sich auch hörgeschädigte Patientinnen und Patienten, die zu ihrem Leidwesen vielfach miss- oder nicht verstehen, „was – wie – wo – wann und warum" wir gerade von ihnen erwarten, und folglich unpassend oder gar nicht reagieren oder antworten. Trotz guter Ausbildung war mir die Komplexität von Hörschädigungen und die immense Tragweite ihrer vielfältigen Auswirkungen auf die Lebens- und Erlebenswelt, die gesundheitliche Befindlichkeit sowie die Lebensqualität betroffener Menschen in den ersten Berufsjahren als Krankenschwester nicht bewusst. Ein diesbezügliches Problembewusstsein entwickelte sich erst durch den intensiven beruflichen Kontakt mit der hörgeschädigten Patientenklientel, die mir überdies Folgendes sehr praxisnah verdeutlichte:

Im Pflegealltag ist ein besonderes Augenmerk auf die Kommunikation als zentrales Element der professionellen Pflege zu richten, die sich in der Regel auch zwischen beruflich Pflegenden und Patient:innen mittels der gesprochenen Sprache vollzieht. Deren Funktionalität bedarf unter anderem jedoch eines intakten Hörvermögens und der damit verbundenen uneingeschränkten Fähigkeit beider Gesprächspartner, akustische Signale wie gesprochene Sprache wahrzunehmen. Hörgeschädigten Menschen steht diese Kompetenz, je nach Art und Ausprägung ihrer Höreinbuße, jedoch nur bedingt oder gar nicht zur Verfügung, was eine lautsprachgebundene Verständigung erschwert bzw. verunmöglicht. Dabei können Hörgeräte oder ein Cochlea-Implantat ein beeinträchtigtes Sprachverständnis niemals vollständig ausgleichen, sondern lediglich ein Stück weit verbessern. Hier die zwischenmenschliche Verständigung auf ein bestmögliches Niveau zu heben, bedarf einer erweiterten kommunikativen Kompetenz professionell Pflegender unter anderem in Bezug auf geeignete Kompensationsmechanismen und deren zielgerichtete Anwendung.

Obwohl die professionelle Pflege seit Jahren der Kommunikation einen hohen Stellenwert beimisst, finden hörschädigungsbedingte Kommunikationsprobleme bis heute im Pflegealltag kaum Beachtung. Eher selten als interventionsbedürftig und damit pflegerelevant wahrgenommen, bleiben sie bei der Gestaltung des Pflegeprozesses – einer Pflegefachkräften vorbehaltenen Aufgabe – unberücksichtigt. Die hieraus resultierenden Folgen gestalten sich vielfältig und erschweren den Aufbau einer vertrauensvollen Pflegebeziehung, gefährden die Patientensicherheit und beeinträchtigen die Pflegequalität.

Um dem entgegenzuwirken, ist es unerlässlich, Hörschädigungen und hieraus resultierende Pflegeprobleme in allen Pflegeprozessmodellen frühzeitig und systematisch zu identifizieren, ihnen im Verlauf mit angemessenen Zielen und Maßnahmen Rechnung zu tragen und hörschädigungsbedingte Kommunikationsbarrieren zu überwinden.

Bevor die einzelnen Kapitel dieses Buches kurz vorgestellt werden, bedarf es noch einiger Hinweise.

Um die hohe Relevanz von Hörschädigungen sowie deren vielschichtigen Folgen und Auswirkungen auf den Pflegealltag zu verdeutlichen, finden sich in den einzelnen Kapiteln immer wieder Beispiele aus dem berufspraktischen Alltagsgeschehen. Darüber hinaus werden der geneigten Leserschaft in den jeweiligen Kapiteln, denen stets ein kurzer Überblick über deren Inhalt vorangestellt ist, zahlreiche Tipps aus der Pflegepraxis für die Pflegepraxis begegnen.

Obgleich dieses Buch beruflich Pflegende aus allen Wirkungsbereichen der professionellen Pflege anspricht, wurde zugunsten einer leichteren Lesbarkeit auf die versorgungsspezifische Bezeichnung pflegebedürftiger Menschen wie Bewohner:in oder Klient:in verzichtet und durchgängig die Bezeichnung Patient:in verwendet. Dabei sind im Kontext des Buches mit „beruflich bzw. professionell Pflegenden und Pflegekräften" sowohl Pflegefachkräfte als auch Pflegefachassistent:innen gemeint, die in ihren jeweils ausgewiesenen Tätigkeitsfeldern im interpersonellen Kontakt mit hörgeschädigten Patientinnen und Patienten stehen.

Das vorliegende Buch, welches als Handlungsanleitung betrachtet werden darf, verfolgt das Ziel, professionell Pflegenden das für die praktische Umsetzung einer bedarfsgerechten und bedürfnisorientierten Pflege hörgeschädigter Patientinnen und Patienten benötigte spezielle Wissen nahezubringen.

Den Anfang macht ▶ Kap. 2. Übertitelt mit „Das auditorische System – Grundlegendes zur Anatomie und Physiologie" wird hier das im Rahmen einer pflegefachlichen Ausbildung erworbene Wissen in Bezug auf die anatomisch-physiologischen Strukturen sowie deren perfektes Zusammenspiel, sprich „wie wir hören", rekapituliert.

▶ Kap. 3 beschäftigt sich mit der Hörwahrnehmung. Die Ausführungen beleuchten, warum wir manche akustischen Ereignisse als laut, andere als leise, manche Töne als hoch und andere wiederum als tief interpretieren, was es mit der Sprachbanane auf sich hat und wie laut es im Krankenhaus ist.

Haben Sie schon mal darüber nachgedacht, warum und wie es uns 24/7 beispielsweise möglich ist, Gefahren zu erkennen, Informationen zu erhalten oder uns mittels gesprochener Sprache mit anderen Menschen auszutauschen? Damit, genauer gesagt mit den Funktionen eines intakten Hörvermögens, beschäftigt sich

▶ Kap. 4, welches darüber hinaus auch die Auswirkungen von Hörschädigungen auf dieselben aufzeigt.

▶ Kap. 5 bestätigt: Hörschädigungen sind verschieden. Im Fokus stehen Schwerhörigkeit, (Spät-)Ertaubung und Gehörlosigkeit nebst ihren jeweiligen Unterformen sowie deren Auswirkung auf Spracherwerb und lautsprachliche Kommunikation. Darüber hinaus richtet sich der Blick auf deren mögliche Ursachen und die Häufigkeit der zu Beginn genannten drei Hörschädigungsarten.

▶ Kap. 6 widmet sich dem Tinnitus – mit seinen Formen, Ausprägungen und Auswirkungen sowie möglichen Ursachen/Auslösern und seiner Häufigkeit –, der im Pflegealltag weit mehr Beachtung erfahren muss als bisher.

Die gehörschädigende und/oder Tinnitus auslösende Nebenwirkung bestimmter Medikamente thematisiert ▶ Kap. 7 anhand von Beispielen. Es beinhaltet insbesondere für Pflegefachkräfte wichtige Informationen, da ihnen unter anderem auch die Beobachtung von Wirkung und Nebenwirkung verabreichter Medikamente obliegt.

In ▶ Kap. 8 werden die vielfältigen Auswirkungen einer hörschädigungsbedingt eingeschränkten/verlorenen lautsprachlichen Kommunikationskompetenz auf die physische, psychische, soziale und kognitive Gesundheit sowie die sensorische und soziale Deprivation als weitere mögliche Folgen beschrieben. Ebenfalls erörtert werden die zahlreichen Auswirkungen von Tinnitus. Die Kenntnis der Auswirkungen unterstützt Pflegefachkräfte unter anderem bei der korrekten Einschätzung der Befindlichkeit der Patientinnen und Patienten.

▶ Kap. 9 offenbart die Ursachen einer möglichen Verwechslung von Schwerhörigkeit im Alter mit einer Demenz und erläutert die begründete Sorge der älteren schwerhörigen Patientenklientel vor einer „Fehleinschätzung". Als Pflegefachkräfte tragen wir die Mitverantwortung für eine fachlich korrekte Einschätzung der kognitiven Leistungsfähigkeit der Patient:innen. Dessen sollten wir uns stets bewusst sein und uns mit dem benötigten Wissen ausstatten.

Wie man Kommunikationsprobleme mit schwerhörigen, ertaubten und gehörlosen Patientinnen und Patienten meistert, verrät das umfangreiche ▶ Kap. 10. Hier werden zu Beginn wesentliche Aspekte des in der Ausbildung erworbenen Wissens zur Kommunikation kurz rekapituliert sowie im Kontext mit Hörschädigung betrachtet. Das Hauptaugenmerk richtet sich jedoch auf unterschiedliche Kompensationsmechanismen nebst deren zielgruppengerechter Anwendung. In diesem Zusammenhang finden sich zahlreiche Informationen unter anderem zu Hörtaktik nebst Lippen Absehen, Aufschreiben und Schriftdolmetschen, Deutscher Gebärdensprache sowie Gebärdensprachdolmetschen. Das wohl Wichtigste im kommunikativen Umgang mit hörgeschädigten Patient:innen ungeachtet der Art ihrer Hörschädigung wird ebenfalls behandelt: Verhaltensregeln, die seitens beruflich Pflegender konsequent einzuhalten sind, um eine bestmögliche Verständigung zu erreichen. Und ja, hier findet sich zudem das Fingeralphabet und Informationen, wo man DGS und Schriftdolmetschen erlernen kann. Thematisiert wird darüber hinaus der gesetzlich verbriefte Anspruch ertaubter und gehörloser Patient:innen auf professionelle Übersetzung der gesprochenen Sprache in Schrift- oder Gebärdensprache, dem im Pflegealltag in bestimmten Situation Rechnung zu tragen ist.

▶ Kap. 11 beleuchtet den Pflegeprozess im Allgemeinen sowie aus der Perspektive von Hörschädigungen und zeigt anhand von Beispielen zum Pflegeproblem Kommunikation die einzelnen Teilschritte einer „hörschädigungsgerechten" Gestaltung des Prozessgeschehens auf.

In ▶ Kap. 12 dreht sich alles rund um Hörgeräte und die Hörprothese Cochlea-Implantat im Allgemeinen wie etwa deren Aufbau, Wirkweise, Indikationsstellung, Anpassung/Implantation bis hin zur Handhabung derselben, beispielsweise Reinigung, Batteriewechsel und Umgang mit Funktionsstörungen.

Nicht nur „Schepper, Polter, Klirr" im Kontext einer schlechten Raumakustik wirken sich nachteilig auf das per se schon eingeschränkte Sprachverständnis hörgeschädigter Patient:innen aus. ▶ Kap. 13 präsentiert einige Maßnahmen zur Verbesserung der Raumakustik sowie Möglichkeiten, besagtes „Schepper, Polter, Klirr" abzumildern.

Ein großes Thema der professionellen Pflege ist die Schulung pflegender Angehöriger. Ob im Rahmen der „Familialen Pflege" oder von anderen Pflegekursen gemäß § 45 SGB XI, Hörschädigungen finden bislang in den unterschiedlichen Kursangeboten eher selten bis keine Berücksichtigung. ▶ Kap. 14 beleuchtet einige Probleme pflegender An-/Zugehöriger sowie deren Informationsbedarf und zeigt am Beispiel der „Familialen Pflege" die Einbindung und mögliche Inhalte eines solchen Kursschwerpunktes auf.

In ▶ Kap. 15 erfolgt die Vorstellung des „Hörservice" – ein in Vergessenheit geratenes Best-Practice-Beispiel aus dem klinisch-geriatrischen Versorgungsbereich zu Verbesserung der Pflegequalität schwerhöriger älterer Patientinnen und Patienten.

Und zum Schluss in ▶ Kap. 16 berichtet ein ertaubter Freund über seine Erfahrungen aus dem Hörerleben mit Cochlea-Implantaten – eine lesenswerte, informative und auch einen gewissen Humor nicht vermissen lassende „Kurzgeschichte".

Ich hoffe, mit dem vorliegenden Buch Ihnen, verehrte Berufskolleginnen und Berufskollegen, sowie anderen interessierten Akteuren des Gesundheitswesens die vielschichtige Problemlage hörgeschädigter Patientinnen und Patienten zu verdeutlichen und ein praxisorientiertes Wissen an die Hand zu geben, um die alltäglichen Herausforderungen im Umgang mit dieser Patientenklientel bestmöglich zu meistern.

Das auditorische System – Grundlegendes zur Anatomie und Physiologie

Inhaltsverzeichnis

2.1	Peripherer Systemanteil – 8	
2.1.1	Außenohr – 9	
2.1.2	Mittelohr – 10	
2.1.3	Innenohr – 10	
2.2	Zentraler Systemanteil – 12	
2.3	Physiologie des Hörens – 13	
	Literatur – 15	

© Der/die Autor(en), exklusiv lizenziert an Springer-Verlag GmbH, DE, ein Teil von Springer Nature 2025
M. Decker-Maruska, *Hörschädigung im Pflegealltag*, https://doi.org/10.1007/978-3-662-71237-5_2

Das auditorische System, auch auditives System genannt, versetzt uns Menschen in die Lage, unsere Umwelt tagtäglich, rund um die Uhr – auch im Schlaf – auf akustischem Weg wahrzunehmen, sprich „hören zu können". Hinter dem akustischen Erleben von Tönen, Geräuschen und gesprochener Sprache verbirgt sich das komplexe Zusammenspiel von peripherem und zentralem Anteil des vorgenannten Systems. Den peripheren Teil kennzeichnet das Ohr (lat.: Auris), welches seinerseits untergliedert ist in die Bereiche Außenohr (Auris externa) – Mittelohr (Auris media) – Innenohr (Auris interna) nebst ihrer jeweiligen Einzelkomponenten. Den zentralen Teil bildet die Hörbahn mit ihren verschiedenen Verschaltungsstationen, welche im primären auditorischen Cortex im Temporallappen endet.

Davon ausgehend, dass bezüglich der anatomisch-physiologischen Strukturen und Zusammenhänge des vorgenannten Systems ein differenziertes Wissen im Rahmen einer pflegefachlichen Ausbildung erworben wird, sind die nachfolgenden Ausführungen als nicht in die Tiefe gehende Rekapitulation zu betrachten.

2.1 Peripherer Systemanteil

Wie bereits aufgezeigt und in ◘ Abb. 2.1 dargestellt, bilden Außen-, Mittel- und Innenohr den peripheren Anteil des auditiven Systems. Hierbei umfasst das Außenohr die Ohrmuschel und den äußeren Gehörgang, das Mittelohr beherbergt neben

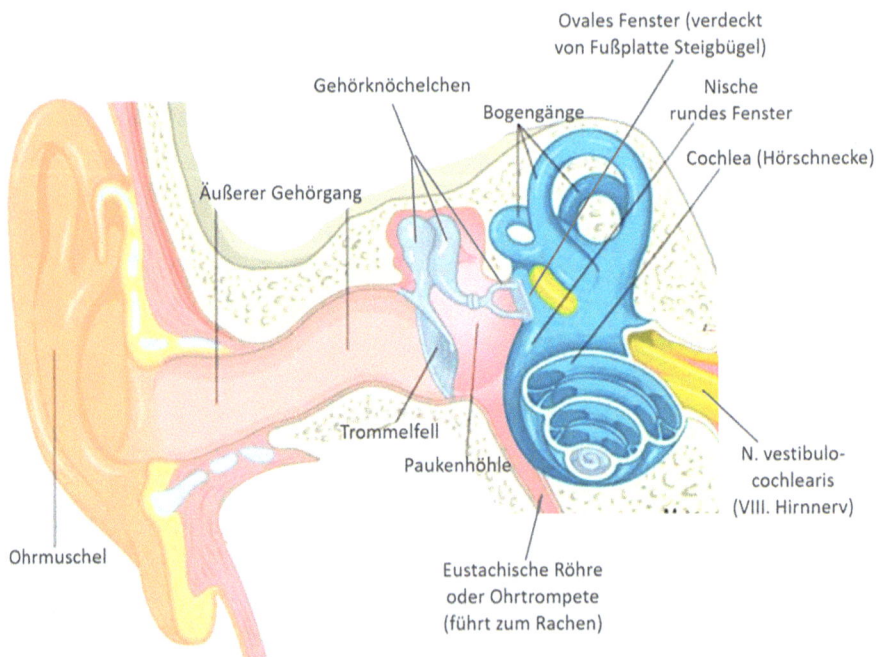

◘ **Abb. 2.1** Peripherer Anteil des auditorischen Systems nebst Einzelkomponenten. Boeninghaus, in: Lenarz & Boeninghaus, HNO, 14. Auflage, 2012, S. 9. (Modifizierte eigene Darstellung)

dem Trommelfell die Paukenhöhle mit den drei Gehörknöchelchen Hammer, Amboss und Steigbügel sowie die eustachische Röhre. Im Innenohr – eingebettet ins Felsenbein und aus einem komplexen System von Hohlräumen (auch knöchernes Labyrinth genannt) bestehend – findet sich die Hörschnecke nebst dem cortischen Organ sowie das Gleichgewichtsorgan. Beide sind mit dem 8. Hirnnerv (Nervus vestibulochochlearis) verbunden, der aus zwei Anteilen besteht: dem Hörnerv (Nervus cochlearis) und dem Gleichgewichtsnerv (Nervus vestibularis).

2.1.1 Außenohr

- **Ohrmuschel**

Ausgenommen das aus Haut-, Fett- und Bindegewebe gebildete Ohrläppchen besteht die Ohrmuschel (Auricula auris) aus einem mit Haut überzogenen, elastischen Knorpelgerüst. Diesem verdankt die Ohrmuschel ihr charakteristisches Erscheinungsbild, das von Mensch zu Mensch stark variiert und in Größe und Form angeboren ist. Auf ihrer vorrangigen Aufgabe – der Ortung, Aufnahme und Bündelung von Schallwellen – basiert der gesamte komplexe Prozess der auditiven Wahrnehmung.

In diesem Kontext sei eine kurze Erklärung zum Thema Schallwellen erlaubt: Schallwellen (respektive Schall) resultieren aus der Bewegung von Luftmolekülen, die mittels einer Schallquelle erzeugt wird. Eine solche stellt auch unsere Stimme dar, denn: Ähnlich wie etwa eine Autohupe versetzen die Bewegungen der Stimmbänder beim Sprechen Luftmoleküle in Schwingung und erzeugen somit Schallwellen, welche das auditive System (unseres Gesprächspartners sowie unser eigenes) als Töne, Geräusche oder gesprochene Sprache dekodiert.

- **Äußerer Gehörgang**

Umgangssprachlich oft nur als Gehörgang bezeichnet, verbindet dieser die Ohrmuschel mit dem Trommelfell. Sich in Richtung Trommelfell trichterförmig verjüngend, umfasst der äußere Gehörgang (Meatus acusticus externus) einen knorpligen sowie einen knöchernen Anteil.

Hierbei sind die hinteren knöchernen zwei Drittel des Gehörgangs mit einer sich stetig erneuernden Haut ausgekleidet. Um unter anderem einer Verstopfung des Gehörgangs mit abgestorbenen Hautzellen entgegenzuwirken, vollzieht sich ein natürlicher Selbstreinigungsprozess. Vergleichbar einem Förderband werden dabei die abgestorbenen Hautzellen aus Richtung Trommelfell in Richtung knorpliger Anteil transportiert.

Im vorderen knorpligen Drittel ist der Meatus acusticus externus mit Haaren sowie Ceruminal- und Talgdrüsen ausgestattet. Das abgesonderte Drüsensekret schützt den Gehörgang vor Austrocknung. In Kombination mit dem Haarbesatz wirkt es darüber hinaus dem Eindringen von Schmutz- und Staubpartikeln sowie Fremdkörpern entgegen. Die gelbbräunliche, wachsartige, bakterizid wirkende, fettreiche Mischung aus Drüsensekret und abgestorbenen Hautzellen des Gehörgangs ist allgemein als Ohrenschmalz oder Cerumen bekannt.

2.1.2 Mittelohr

- **Trommelfell**

Verortet am inneren Ende des Gehörgangs grenzt das Trommelfell (Membrana tympani) diesen vom Mittelohr bzw. der Paukenhöhle ab. Das Trommelfell bezeichnet eine dünne, gräuliche bis perlmuttfarbene, glatte Membran mit glänzender Oberfläche. Längsoval geformt ist das Trommelfell, vergleichbar dem eingespannten Schlagfell eines Schlagzeuges, straff in einen Faserknorpelring eingespannt. Im Gegensatz zum Schlagfell zeigt sich das Trommelfell jedoch nicht vollständig eben ausgerichtet, sondern weist zur Mitte eine leicht eingezogene Form auf. Diese markiert die Stelle, an der das Trommelfell mit dem Griff des ersten der drei Gehörknöchelchen, dem Hammer, verwachsen ist.

- **Paukenhöhle**

Der mit Luft gefüllte und mit Schleimhaut ausgekleidete Hohlraum im Anschluss an das Trommelfell wird als Paukenhöhle (Cavum tympani) bezeichnet. In ihrem Inneren sind die kleinsten Knochen des menschlichen Körpers – die Gehörknöchelchen – beheimatet. Entsprechend ihrer Form Hammer (Malleus), Ambos (Incus) und Steigbügel (Stapes) genannt, stellen sie das Bindeglied zwischen Mittelohr und Innenohr dar. Wie bereits erwähnt, ist der Griff des Hammers mit dem Trommelfell verwachsen. Das mittlere Glied der Gehörknöchelchenkette, der Amboss, ist gelenkig sowohl mit dem Hammer als auch mit dem letzten Kettenglied, dem Steigbügel verbunden. Dessen Fußplatte mündet im ovalen Fenster (Fenestra vestibuli), einer dünnen Membran in der Wandung des Innenohrs.

- **Eustachische Röhre**

Die eustachische Röhre oder Ohrtrompete (Tuba auditiva eustachii), ein röhrenförmiger Kanal, verbindet das Mittelohr mit dem Nasen-Rachen-Raum. Sie besteht zu einem Drittel aus einem knöchernen und zu zwei Dritteln aus einem knorpligen Anteil. Der knöcherne Teil schließt direkt an die Paukenhöhle an, der knorplige Anteil führt zum Nasen-Rachen-Raum. Die Ohrtrompete gewährleistet den sogenannten Druckausgleich zwischen Mittelohr und der äußeren Umgebung. Im Inneren ist die eustachische Röhre mit Flimmerepithel und darunterliegenden Schleimdrüsen ausgekleidet, deren Zusammenspiel unter anderem den Abtransport von Sekret in den Nasen-Rachen-Raum ermöglicht.

2.1.3 Innenohr

- **Hörschnecke**

Die röhrenförmige Hörschnecke (Cochlea) windet sich spiralförmig zweieinhalbmal um eine knöcherne Spindel und verdankt ihren Namen der schneckenhausähnlichen Form. Sie wird in ihrer gesamten Länge in drei schlauchartige Gänge unterteilt: die Vorhoftreppe (Scala vestibuli), die mit dem ovalen Fenster in Verbin-

2.1 · Peripherer Systemanteil

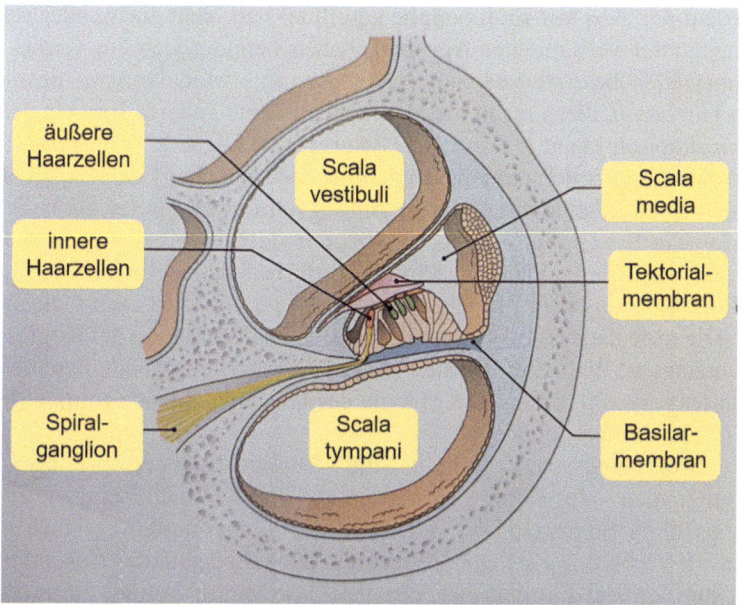

Abb. 2.2 Querschnitt der Cochlea, angelehnt an Moser & Zenner (2019), in Brandes: Physiologie des Menschen, S. 685. (Modifizierte eigene Darstellung)

dung steht, die Paukentreppe (Scala tympani), welche im runden Fenster endet, und den zwischen den beiden Skalen liegenden Schneckengang (Ductus cochlearis oder Scala media). Gefüllt mit Flüssigkeit – der Schneckengang mit Endolymphe, Vorhof- und Paukentreppe mit Perilymphe – werden sie voneinander durch zwei Membranen getrennt. Hierbei wird der Schneckengang nach oben durch die Reissner-Membran von der Vorhoftreppe abgegrenzt, nach unten erfolgt die Abgrenzung zur Paukentreppe durch die Basilarmembran. Auf ihr sitzt das eigentliche Hörorgan – das sogenannte cortische oder Corti-Organ. Es besteht aus reihenförmig angeordneten inneren und äußeren Haarsinneszellen (Haarzellen), welche von der Tektorialmembran überdeckt werden und an den Hörnerv andocken, dessen Fasern das Spiralganglion (oder Ganglion spirale cochleae) kontaktieren (◘ Abb. 2.2). Die inneren Haarsinneszellen (eine Reihe), sind an die afferenten (aufsteigenden, zum Gehirn führenden) Nervenfasern gekoppelt, die äußeren Haarzellen (drei Reihen) an die efferenten (absteigenden, vom Gehirn kommenden) Nervenfasern. Die äußeren Haarsinneszellen besitzen zudem die Fähigkeit, ihre Länge zu verändern, sprich sie „tanzen". Ein Link zur Veranschaulichung dieser beeindruckenden Darbietung findet sich im Literaturnachweis.

- **Gleichgewichtsorgan**

Das Gleichgewichtsorgan (Vestibularapparat) setzt sich zusammen aus drei Bogengängen (Canales semicircularis) – auch Bogengangsystem genannt – und dem großen und kleinen Vorhofsäckchen (Utriculus und Sacculus).

In jedem der zwei mit Endolymphe gefüllten, senkrecht zueinander stehenden und miteinander verbundenen Vorhofsäckchen befindet sich ein verdickter, mit Haarsinneszellen besetzter Bereich, das sogenannte Maculaorgan. Bestückt mit Flimmerhärchen (Cilien) ragen die Haarzellen in eine gallertartige Masse, in welche mikroskopisch kleine – immer der Schwerkraft folgende – Kalziumcarbonatkristalle (Otolithen oder umgangssprachlich Hörsteinchen) eingelagert sind. Ist der Mensch einer Beschleunigung (z. B. Aufzug fahren) ausgesetzt, gerät die gallertartige Masse in Bewegung, verbiegt die Cilien und löst so eine Erregung der Haarsinneszellen aus. Dieser Erregungsimpuls wird über die Nervenfasern des Utriculus und des Sacculus zum Nervus vestibularis und von dort zum Gehirn weitergeleitet. Die Maculaorgane erfassen die lineare Beschleunigung des Kopfes in allen drei Raumachsen. Während die Macula des Sacculus die vertikale Beschleunigung (oben–unten) erkennt, erfasst die Macula des Utriculus die horizontale Beschleunigung (vorne–hinten–seitwärts).

Das Bogengangsystem erfasst die Drehbewegungen – also Drehbeschleunigungen – des Kopfes. Es besteht aus drei schlauchförmigen, mit Endolymphe gefüllten Bogengängen, welche sowohl untereinander als auch mit dem Utriculus in Verbindung stehen. Im rechten Winkel zueinander stehend, ist jeder Bogen einer der drei Raumebenen (vertikal, horizontal, frontal) zugeordnet und weist eine Auswölbung auf, in welcher Haarsinneszellen angesiedelt sind. Deren feine Fortsätze, die Cilien, ragen in eine gallertartige, kuppelförmige Masse (Cupula). Jede Drehbeschleunigung des Kopfes führt zu einer Bewegung der Cupula gefolgt von einer Stimulierung der Sinneszellen, die ihrerseits einen entsprechenden Impuls zum 8. Hirnnerv und zum Gehirn weiterleiten.

Doch nicht allein das vestibuläre System gewährleistet die Aufrechterhaltung der Körperbalance sowie die Orientierung im Raum. Um eine sichere Koordination von Bewegungsabläufen im Raum zu erzielen, benötigt das Gehirn zusätzlich die Informationen des optischen sowie des propriozeptiven Systems (System der Eigenwahrnehmung betreffend Position, Haltung und Bewegung des Körpers im Raum).

2.2 Zentraler Systemanteil

Die sogenannte Hörbahn mit ihren Nervenfasern und Verschaltungsstationen bildet den hochkomplexen zentralen Anteil des auditorischen Systems, das hinsichtlich seiner Mechanismen noch nicht gänzlich erforscht ist.

Die beidseitig angelegte Hörbahn bezeichnet den Weg eines akustischen Ereignisses beginnend in den Haarsinneszellen des Corti-Organs bis zum auditorischen Cortex (Hörzentrum) in der Großhirnrinde. Hierbei korrespondiert jedes Innenohr sowohl mit dem Hörzentrum in der rechten als auch mit dem in der linken Gehirnhälfte. Auf dem Weg entlang der Hörbahn werden akustische Ereignisse an der Basis der Haarzellen in bioelektrische Impulse (neuronale Signale) umgewandelt, vom Nervus cochlearis aufgenommen und über wenigstens fünf bis sechs hintereinandergeschaltete Neuronen (Nervenzellen) zum auditorischen Cortex weitergeleitet. Das erste Neuron ist hierbei im Ganglion spirale cochleae verortet. Dort erfolgt die Verschaltung auf das zweite Neuron, die Nuclei cochleares. Bereits dort kreuzen die Nervenfasern und nehmen Informationen der jeweiligen Gegenseite auf. Dann nehmen die Nervenfasern der Hörbahn unterschiedliche Verläufe, sodass sich die Weiterleitung zum auditorischen Cortex in der Großhirnrinde teils auf direktem, teils auf indirektem Weg über weitere neuronale Stationen vollzieht. Dabei erfolgt die Signalprojektion in Richtung Hörzentrum durch afferente Nervenfasern. Jedoch zeigen sich neben den aufsteigenden Projektionen auch absteigende Weiterleitungen zu allen Stationen bis hin zur Cochlea mittels efferenter Nervenfasern. Letztere modulieren die Aktivität der äußeren Haarzellen in der Cochlea.

2.3 Physiologie des Hörens

Die Funktionalität des Gehörs, akustische, in Form von Schallwellen an unsere Ohren herangetragene Signale letztlich als Töne, Geräusche und gesprochene Sprache zu erkennen, basiert auf einem ausgeklügelten Zusammenspiel der vorgenannten Bestandteile des auditiven Systems. Den Startschuss für die nachfolgend aufgezeigte Teamarbeit geben Schallwellen, die mittels der sogenannten Luftleitung zum Innenohr gelangen, wobei „Luftleitung" den Schalltransport durch die Luft über das Außen- und Mittelohr bis zum Innenohr bezeichnet. Im Innenohr vollzieht sich die Umwandlung in bioelektrische Impulse, die sich über Nervenfasern entlang der analysierenden und verrechnenden Verschaltungsstationen der Hörbahn auf die Reise zur Verarbeitung und Bewertung im auditorischen Cortex begeben.

Bevor wir uns die Reiseroute genauer betrachten, sei ein kurzer Blick auf eine weitere Möglichkeit des Schalltransportes, die sogenannte Knochenleitung gestattet. Hierbei treffen Schallwellen auf den Schädelknochen und versetzen ihn – vergleichbar dem Trommelfell – in Schwingung. Diese als Knochenschall betitelten Vibrationen werden unter Umgehung des Außen- und Mittelohres direkt ans Innenohr übertragen. Für die Hörempfindung im alltäglichen Leben spielt die Knochenleitung jedoch kaum eine Rolle, ausgenommen zum Hören der eigenen Stimme.

Unter dem Aspekt der Luftleitung betrachtet, beginnt der Prozess der auditiven Wahrnehmung und Verarbeitung mit den Einzelkomponenten des Außenohres. Der Ohrmuschel obliegt dabei wie beschrieben die Ortung von Schallquellen, die Aufnahme der Schallwellen sowie die Bündelung der Schallenergie in Richtung äußerer Gehörgang. Dort angekommen wandert der Schall weiter zum Mittelohr. Auf diesem Weg erfahren bestimmte, für das Sprachverständnis der menschlichen Stimme besonders bedeutsame Schallwellen durch die sogenannte Resonanz eine deutliche, rein mechanische Verstärkung.

Am Eingang des Mittelohres treffen die Schallwellen mit einem gewissen Druckpegel auf das Trommelfell und versetzen die Membran in Schwingung, welche ihrerseits eine Aktivierung der Gehörknöchelchenkette bewirkt. Hierbei nimmt der mit dem Trommelfell verbundene Griff des Hammers die Schwingung auf und überträgt sie über den Amboss an den Steigbügel. Letztgenannter projiziert mittels seiner Fußplatte die Vibration auf das ovale Fenster am Eingang des Innenohres. Im Rahmen dieses Übertragungsprozedere vollzieht sich im luftgefüllten Mittelohr eine sogenannte Impedanzanpassung (Verstärkung des Schalldrucks).

Vom ovalen Fenster weitergeleitet, löst die Schwingung in der mit Lymphflüssigkeit gefüllten Cochlea eine sogenannte Wanderwelle aus. Sie bewegt sich entlang der Basilarmembran, über die Haarsinneszellen hinweg, in Richtung Schneckenspitze fort. Dabei bildet die Welle ihr Schwingungsmaximum frequenzabhängig an einer bestimmten Stelle der Membran aus, denn nicht jede Haarzelle reagiert auf jede Tonhöhe (Frequenz) empfindlich. So erzeugen hohe Töne eine maximale Schwingung am Schneckeneingang, wo die Basilarmembran schmaler und steifer ist. Je weiter sich die Hörschnecke in Richtung Spitze windet, umso nachgiebiger und weicher wird die Membran, wodurch sie bei tiefen Frequenzen am besten schwingt. Durch die Bewegung der Basilarmembran werden die Cilien der Haarsinneszellen an die darüberliegende Tektorialmembran gedrückt und gebogen. Das Ereignis resultiert in der Umwandlung des mechanischen Biegereizes in ein neuronales Signal (bioelektrischer Impuls), das vom Nervus cochlearis aufgenommen und mittels der Nervenfasern zu den verschiedenen neuronalen Stationen der Hörbahn gelangt.

Entsprechend ihrer Spezialisierung erfolgt bereits in diesen Verschaltungsstationen eine Analyse der eintreffenden Signale unter anderem hinsichtlich Schalllokalisation, Zeitstruktur, Intensität und Frequenz. Im Verlauf der Hörbahn werden zudem die von beiden Ohren (binaural) aufgenommenen akustischen Schallereignisse miteinander verglichen und verrechnet. Schritt für Schritt kommt es so zu einer Vervollständigung der Informationen, welche – im Hörzentrum angekommen – hier erstmals ins Bewusstsein vordringen. Am Ende der Verarbeitungskette wird das im auditorischen Cortex ankommende auditive Signal bewertet und mit im Gedächtnis gespeicherten Vorerfahrungen wie beispielsweise erlernter Sprache abgeglichen, als Sprache wiedererkannt und somit verstanden. Die zentrale Verarbeitung von Informationen beinhaltet überdies die Filterung eintreffender Signale, wodurch im Regelfall nach Prüfung und Bewertung nur wichtige (i. S. von neu oder signifikant) Stimuli die Bewusstseinsebene erreichen. Als unwichtig eingestufte Signale werden ausgefiltert, gehemmt; somit wird eine Reizüberflutung der Bewusstseinsebene verhindert. Bezeichnend für die zentrale Verarbeitung ist außerdem die Verknüpfung auditiver Stimuli mit anderen Sinneseindrücken – wie dem Sehen – und die zeitgleich stattfindende Aktivierung weiterer unter anderem vegetativer (z. B. beschleunigte Herzfrequenz), motorischer (Bewegung, z. B. aufspringen und losrennen) oder emotionaler (z. B. erschrecken) Funktionseinheiten des Gehirns. Besonders die emotionale Verschaltung führt auch zu einer Bewertung des Gehörten und verknüpft negative oder positive Erinnerungen oder Empfindungen mit eingehenden Signalen. Der zentrale Verarbeitungsprozess endet, indem ein wahrgenommener akustischer Reiz mit einer Reaktion beantwortet wird.

Ein Beispiel aus dem Pflegealltag, welches wohl den meisten Pflegekräften bekannt vorkommen dürfte: Am Dienstplatz sitzend, auf die Dokumentation fokussiert, hörst du plötzlich einen lauten Knall und den schrillen Hilferuf eines/einer Patient:in. Du bist alarmiert, deine Herzfrequenz steigt, du rufst: „Ich komme" – springst auf und rennst los, um nachzuschauen, was passiert ist. Das Beispiel skizziert eine von zahlreichen ähnlich gelagerten Situationen im pflegerischen Alltagsgeschehen, in dem ein intaktes Hörvermögen eine wichtige Rolle spielt.

Literatur

Lenarz, T., Boenninghaus, HG. (2012). Anatomie und Physiologie. In: Hals-Nasen-Ohren-Heilkunde. S. 9–29. Springer-Lehrbuch. Springer, Berlin, Heidelberg. https://doi.org/10.1007/978-3-642-21131-7_2

Leonhardt, A. (2022). Grundwissen Hörgeschädigtenpädagogik. 5. Auflage. S. 42–52. Ernst Reinhard Verlag. München. ISBN: 9783825258962

Ellermeier, W., Hellbrück, J. (2008). Hören – Psychoakustik – Audiologie. S. 42–52. In: Weinzierl,S. (Hrsg.) Handbuch der Audiotechnik. VDI-Buch. Springer, Berlin, Heidelberg. https://doi.org/10.1007/978-3-540-34301-1_2

Moser, T., Zenner, H-P. (2019). Peripheres Auditorisches System. S. 685–700. In: Brandes, R., Lang, F., Schmidt, RF (Hrsg.) Physiologie des Menschen. Springer-Lehrbuch. Springer, Berlin, Heidelberg. https://doi.org/10.1007/978-3-662.56468.4_52

Tanzende Haarzellen https://www.youtube.com/watch?v=08QG0eV6tx8 – letzter Zugriff 09.02.2025.

Weiterführende Literatur

Klinke, R. (1980). Physiologie des Hörens. In: Schmidt, R.F. (eds) Grundriss der Sinnesphysiologie. Heidelberger Taschenbücher, vol 136. Springer, Berlin, Heidelberg. https://doi.org/10.1007/978-3-662-07609-5_5

Hörwahrnehmung in Frequenz und Lautstärke und die Sprachbanane

Inhaltsverzeichnis

3.1 Frequenz – 18

3.2 Lautstärke – 18

3.3 „Sprachbanane" – 19

3.4 So laut ist Krankenhaus – 20

Literatur – 21

© Der/die Autor(en), exklusiv lizenziert an Springer-Verlag GmbH, DE, ein Teil von Springer Nature 2025
M. Decker-Maruska, *Hörschädigung im Pflegealltag*, https://doi.org/10.1007/978-3-662-71237-5_3

Ob wir beispielsweise ein Schallereignis als leise und etwa einen Ton als tief interpretieren, hängt, sehr vereinfacht dargestellt, von der Frequenz und der Lautstärke des Ereignisses ab. So werden Schallerlebnisse mit hoher Frequenz, sprich von eintreffenden schnellen Schwingungen, seitens des auditiven Systems als hohe Töne und solche mit niedriger Schwingungsanzahl (tiefer Frequenz) als tiefe Töne bewertet. Zudem unterscheidet das intakte Hörvermögen zwischen Ereignissen mit hoher Schallintensität, die wir als laut, und solchen mit niedriger Intensität, die wir als leise registrieren. Sowohl Frequenz als auch Lautstärke spielen bei der lautsprachgebundenen Kommunikation eine entscheidende Rolle. Hierbei veranschaulicht die sogenannte Sprach- oder Hörbanane den Frequenz- und Lautstärkebereich, in dem das intakte menschliche Gehör gesprochene Sprache wahrnimmt. Abschließend und in diesem Zusammenhang nicht unerwähnt bleiben soll die Lautstärke, mit der sich Pflegealltag beispielsweise auf einer Intensivstation präsentiert.

3.1 Frequenz

Die für das menschliche Ohr wahrnehmbaren Frequenzen erstrecken sich über einen Bereich von ca. 16 bis max. 20.000 Hertz. Hertz (Hz) bezeichnet hierbei die Maßeinheit der Frequenz, wobei 1 Hz einer Schwingung pro Sekunde (1 Hz = 1/s) entspricht. Werte außerhalb des zuvor genannten Frequenzbereichs etwa unter 16 Hz (Infraschall) und über 20.000 Hz (Ultraschall) sind für das menschliche Gehör nicht mehr wahrnehmbar. Von entscheidender Bedeutung für die zwischenmenschliche Kommunikation mittels der gesprochenen Sprache ist jedoch die funktionierende Hörwahrnehmung im gesamten sprachrelevanten Frequenzbereich von 125 bis 8000 Hz. Eine Hörschädigung kann – je nach Art und Ausprägung – in einer zum Teil gravierenden Wahrnehmungsbeeinträchtigung in diesem Frequenzbereich resultieren und das Sprachverständnis einschränken oder verunmöglichen (Nasswetter, 2024)

3.2 Lautstärke

Die Lautstärke eines Schallereignisses entspricht dem Schalldruckpegel und wird in Dezibel (dB) angegeben. Unser Hörfeld liegt zwischen 0 und 120 dB (teils auch mit 130 dB angegeben), wobei 0 dB die untere Hörgrenze oder absolute Hörschwelle darstellt, bei der ein Schallereignis gerade noch wahrnehmbar ist. Die obere Hörschwelle, angesiedelt bei 120 (130) dB, wird als Schmerzgrenze bezeichnet. Wissenswert zudem: Die Hörschwelle ist nicht bei allen Menschen gleich, sprich jeder Mensch empfindet Lautstärke anders, und: 100 dB sind nicht doppelt so laut wie 50 dB, da Dezibel eine logarithmische Maßeinheit ist. Auch wenn Lautstärke subjektiv wahrgenommen wird, besagt eine Faustregel, dass eine Steigerung der Lautstärke um 10 dB einer gefühlten Verdopplung der empfundenen Lautstärke entspricht. Demgemäß wären 60 dB gefühlt doppelt so laut wie 50 dB (Deutsche Gesellschaft für Akustik o. J.)

Um Lautstärken bekannter Geräusche besser nachvollziehen zu können, einige Beispiele aus Dezibelskalen: 0 dB Stecknadel, die in einiger Entfernung zu Boden fällt – 30 dB Flüstern – 60 dB normales Gespräch – 85 dB Baustellenlärm – 120 dB Rockkonzert – 130 dB Presslufthammer.

3.3 „Sprachbanane"

Wie vermutet, ist diese Banane nicht essbar. Vielmehr handelt es sich um eine Art Diagramm, welches die Lautstärken im Verhältnis zu den Frequenzen darstellt, in denen die Laute der gesprochenen Sprache beheimatet sind. Im Verbund und farblich unterlegt zeigt sich eine Struktur, die eine bananenähnliche Form aufweist und das normale Sprachverständnis bei uneingeschränktem Hörvermögen abbildet. In der Sprachbanane sind alle für das Sprachverständnis maßgeblichen Töne (Vokale und Konsonanten) aufgeführt, wobei jeder Selbst- und jeder Mitlaut einen bestimmten Platz innerhalb des Diagramms belegt. So sind etwa Konsonanten wie S, F, T, D und Zischlaute wie SCH im Hochtonbereich, auf der rechten Seite in Richtung Bananenspitze angesiedelt, während beispielsweise Vokale wie A und O sowie Konsonanten wie M, N auf der linken Seite, im Tieftonbereich, ansässig sind. Die Sprachbanane gibt somit Referenzwerte vor – vergleichbar denen, die wir als Pflegefachkräfte etwa aus der Labordiagnostik kennen. Anhand dieser Werte können Hörgeräteakustiker:innen feststellen, ob und in welchen Bereichen eine Hörminderung/ein Hörverlust – etwa im Sinne einer Schwerhörigkeit – vorliegt. ◘ Abb. 3.1 zeigt die grafische Darstellung eines Hörfeldes (Audiogramm) mit

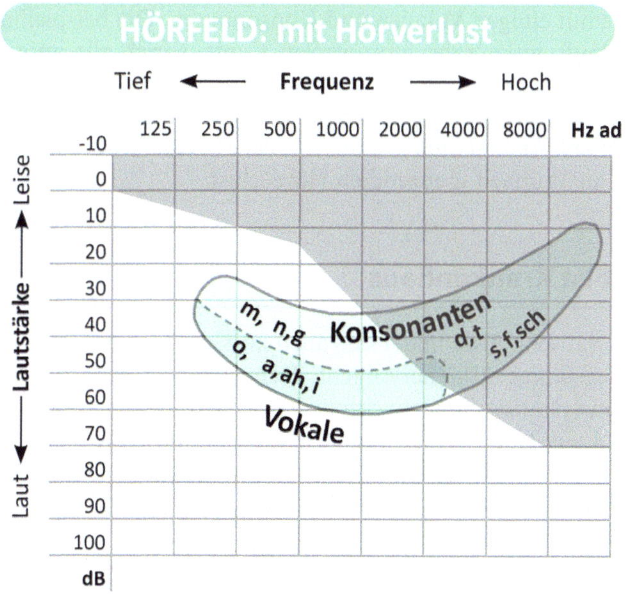

◘ **Abb. 3.1** Grafische Darstellung eines Hörfeldes (Audiogramms) mit Sprachbanane mit freundlicher Genehmigung von MEDItangens Howe + Fiebig GbR

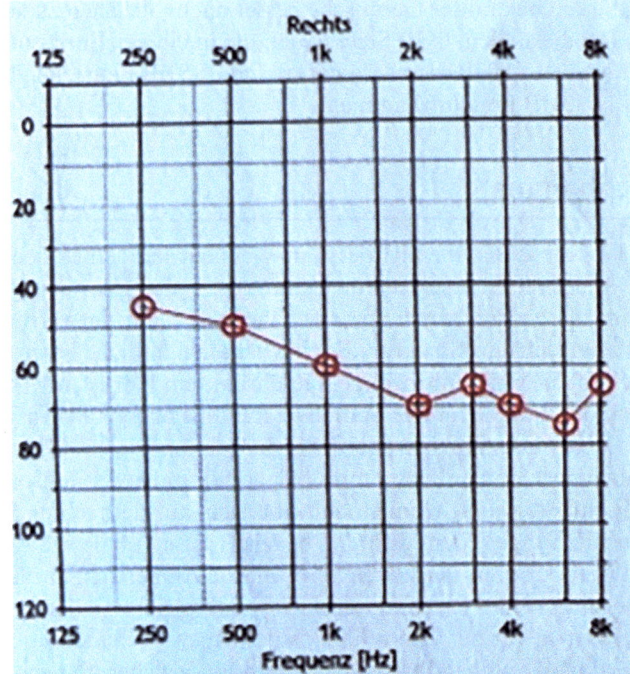

● **Abb. 3.2** Hörkurve des rechten Ohrs eines Freundes mit an Taubheit grenzendem Hörverlust (Audiogrammausschnitt)

Sprachbanane mit einigen Vokalen und Konsonanten. Die beispielhaft eingefügte Hörkurve verläuft entlang der grau-weißen Kante, sprich alle im grauen Bereich der Sprachbanane liegenden Vokale und Konsonanten sind für Personen mit einer solchen Hörminderung akustisch nicht wahrnehmbar. ● Abb. 3.2 zeigt den Ausschnitt aus einem Originalaudiogramm mit der Hörkurve des rechten Ohres eines Freundes mit an Taubheit grenzendem Hörverlust.

3.4 So laut ist Krankenhaus

Eine starke Geräuschkulisse findet sich auch im Krankenhaus, wie aus einer Veröffentlichung des Jahres 2017 hervorgeht. Demgemäß erreicht der Geräuschpegel auf einer Intensivstation Spitzenwerte bis zu 92 dB und entspricht dem einer belebten Straße. Laut des Kollegen Andreas Schneider verursacht z. B. die zufallende Klappe eines mobilen Röntgengerätes eine Lautstärke von 84–92 dB, eine scheppernde Urinflasche oder zuklappende Schränke schlagen mit bis zu 76 dB zu Buche und der Sekretabsauger konfrontiert Pflegekräfte und Patient:innen mit einer Lautstärke von mehr als 59 dB. Hinzu kommen unter anderem piepende Monitore, Telefonate und laute Unterhaltungen usw. (Schneider 2017). Nun arbeitet nicht jede Pflegekraft auf einer Intensivstation, aber hören wir doch einmal kurz in den Pflegealltag einer „Normalstation" hinein: klingelnde Telefone und Patientenrufanlagen, scheppernde Steckbecken, zuklappende Schränke, quietschende Rollstühle/Rollatoren, laute Konversation, rufende Ärzte und so weiter. Ein nahezu vergleichbares, oft viel zu laut erlebtes Tagesgeschehen, oder?

Literatur

Nasswetter, T. (2024). Die Sprachbanane. In: dazugehören, Ulrike Rülicke, Danubiastr. 3a. A-3400 Klosterneuburg – https://dazugehoeren.com/hoeren/die-sprachbanane/ – Letzter Zugriff 08.02.2025.

Deutsche Gesellschaft für Akustik e.V. (DEGA) o.J.: „Was wir hören". In: Lärm und seine Wirkung. Homepage Arbeitsring Lärm (ALD) der DEGA – Deutschen Gesellschaft für Akustik e.V., Alte Jakobsstr. 88, 10179 Berlin – https://www.ald-laerm.de/themen/laerm-und-seine-wirkungen/was-wir-hoeren – Letzter Zugriff 08.02.2025.

Schneider, A. (2017). Lärm auf der Intensivstation. In: Pflegezeitschrift, Volume 70, Page 61, 2017, Herausgeber Springer Nature – https://link.springer.com/article/10.1007/s41906-017-0141-x – Letzter Zugriff 08.02.2025.

Funktionen des Hörens und deren Beeinträchtigung bei Hörschädigung

Inhaltsverzeichnis

4.1 Warn- und Alarmierungsfunktion – 25

4.2 Orientierungsfunktion – 25

4.3 Informationsfunktion – 26

4.4 Aktivierungsfunktion – 26

4.5 Kommunikationsfunktion – 27

4.6 Emotionale Funktion – 27

4.7 Soziale Funktion – 28

4.8 Spracherwerb – 28

Literatur – 29

© Der/die Autor(en), exklusiv lizenziert an Springer-Verlag GmbH, DE, ein Teil von Springer Nature 2025
M. Decker-Maruska, *Hörschädigung im Pflegealltag*, https://doi.org/10.1007/978-3-662-71237-5_4

„Funktionen des Hörens, da hab' ich noch nie so richtig drüber nachgedacht", äußerte eine Teilnehmerin einmal im Rahmen einer Fortbildung. Dem kann man beipflichten, denn nur selten machen wir uns bewusst: Erst das uneingeschränkte Hörvermögen beider Ohren sowie die fehlerfreie „Teamarbeit" aller Komponenten des auditorischen Systems versetzen den Menschen in die Lage, die Umwelt tagtäglich – rund um die Uhr – auf akustischem Weg wahrzunehmen, sprich: „hören zu können". Dank dieser Fähigkeit ist es uns möglich, Gefahren zu erkennen, Informationen zu erhalten, Stimmungen zu erfassen, uns mittels gesprochener Sprache auszutauschen und soziale Kontakte zu knüpfen sowie aufrechtzuerhalten. Zudem ermöglicht uns ein intaktes Gehör, sprechen zu lernen. Menschen mit beeinträchtigtem Hörvermögen stehen die vorgenannten Möglichkeiten – je nach Art und Ausprägung der Hörschädigung – jedoch nur begrenzt oder gar nicht zur Verfügung, was nicht folgenlos bleibt.

Die im Verlauf erläuterten sieben Funktionen des Hörens (◘ Abb. 4.1) (angelehnt an Eitner 2022) verdeutlichen den hohen Stellenwert eines funktionierenden Hörsinns für unser Leben und was eine hörschädigungsbedingte Beeinträchtigung/Verlust dieser Funktionen für betroffene Menschen – auch im Pflegealltag – mit sich bringt. Der Vollständigkeit halber richtet sich abschließend noch der Blick auf den Spracherwerb, der in der einschlägigen Literatur nicht unter den Funktionen des Hörens aufgeführt wird. Um Irritationen hinsichtlich der Einteilung der Hörfunktionen zu vermeiden, der Hinweis: In vorgenannter Literatur finden sich unterschiedliche Differenzierungen der Funktionen, da beispielsweise die soziale und emotionale Funktion nicht gesondert dargestellt werden.

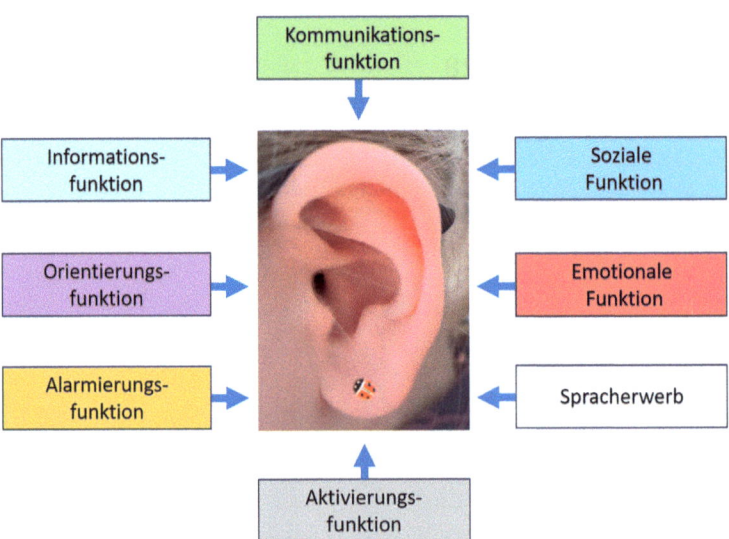

◘ Abb. 4.1 Funktionen des Hörens (Eigene Darstellung)

4.1 Warn- und Alarmierungsfunktion

Uneingeschränkt hören zu können, lässt den Menschen akustische Warnsignale registrieren, welche sich unter anderem durch Töne oder Geräusche ankündigen. Beispiele hierfür finden sich im Alarmton eines Rauchmelders, den quietschenden Reifen eines herannahenden Fahrzeuges oder dem lauten Knall aus einem Patientenzimmer. Das unerwartete, überraschende Auftreten solcher akustischen Signale bewirkt einen Schreckmoment, gefolgt von einer unverzüglichen Reaktion.

Hörschädigungen wirken sich insoweit beeinträchtigend aus, dass akustische Warnsignale gar nicht, nur teilweise oder zeitverzögert wahrgenommen werden, wodurch ein zeitgerechtes, adäquates Reagieren oftmals nicht möglich ist. Dies kann unter anderem sowohl im Straßenverkehr als auch im Pflegealltag zum Teil lebensbedrohliche Folgen nach sich ziehen. Bricht beispielsweise in einem Krankenhaus oder Seniorenheim ein Feuer aus, sind hörbeeinträchtigte Menschen zwingend auf die Mitteilung der Gefahr durch Pflegekräfte/Mitpatient:innen angewiesen (ausgenommen, die Institution ist mit besonderen Rauchmeldern für hörgeschädigte Menschen ausgestattet). Und zurückdenkend an das Praxisbeispiel aus ▶ Kap. 3: Hier erfordert die akustische Wahrnehmung der Gefahrensituation verknüpft mit der schnellen Reaktion ein intaktes Hörvermögen der Pflegekraft.

4.2 Orientierungsfunktion

Das uneingeschränkte beidohrige Hören versetzt uns in die Lage, Schallquellen im räumlichen Umfeld zu lokalisieren, seitliche Abweichungen sowie Höhenzuordnungen festzustellen und die Entfernung einer Schallquelle einzuschätzen. Und dies in alle Richtungen, sprich rund um uns herum, sowohl bei Tageslicht als auch in der Dunkelheit. Wird z. B. ein Geräusch sehr laut wahrgenommen, verorten wir die Schallquelle in unserer unmittelbaren Nähe, während wir bei einer sehr leisen Geräuschwahrnehmung die Schallquelle weit entfernt wähnen.

Hörschädigungen münden in eine Einschränkung bzw. den Verlust der akustischen Orientierungsinformationen, wodurch Betroffene verstärkt oder gänzlich einen Informationsgewinn aus der visuellen Orientierung ziehen müssen. Jedoch kann die visuelle Wahrnehmung das hörminderungsbedingte Defizit nicht vollumfänglich ausgleichen. Ein Aspekt, der insbesondere bei Dunkelheit oder beeinträchtigtem Sehvermögen die Brisanz einer Situation verschärfen kann. Angesichts der akustischen Orientierungsbeeinträchtigung/des Orientierungsverlusts empfinden hörgeschädigte Menschen daher nicht selten ein Gefühl der Verunsicherung. Ein oftmals unterschätztes Problem etwa in den nachts nur spärlich beleuchteten Krankenhausfluren.

4.3 Informationsfunktion

Das funktionierende auditive System versorgt Menschen 24 Stunden täglich mit einer Vielzahl von Informationen. So erfahren wir etwa im Bahnhof über eine Lautsprecheransage von der Änderung des Abfahrtgleises des Zuges, über das Autoradio von einer Umleitung als Folge eines Staus auf der Autobahn und die Pflegekraft kündigt durch Anklopfen an der Tür des Patientenzimmers ihr Eintreten an.

Die Folgen einer Hörbeeinträchtigung spiegeln sich, wie in ▶ Kap. 5 noch ausgeführt wird, in einem leiseren und/oder lückenhaften, verzerrten „Hören" akustischer Informationen wider, wobei ein vollständiger Hörverlust die Wahrnehmung akustischer Mitteilungen gänzlich verunmöglicht. Durch die Sinnesschädigung hervorgerufene Informationslücken wirken sich in vielfältiger Weise und in allen Lebensbereichen (privat und beruflich) hörgeschädigter Menschen negativ aus. Exemplarisch hierfür: Der verpasste Zug oder stundenlanges Im-Stau-Stehen, wodurch man unpünktlich zu einem wichtigen Termin erscheint.

Problematisch auch in den Aktionsbereichen der professionellen Pflege. So steht beispielsweise eine hörgeschädigte Patientin mit Unterarmgehstützen bereits an der Tür des Patientenzimmers, während sie noch kurz mit der Mitpatientin plaudert. Scheinbar unerwartet öffnet sich die Tür und stößt die Patientin zurück. Sie taumelt, verfängt sich in den Gehstützen und stürzt zu Boden. Die Ursache: Das Anklopfen der Pflegekraft wurde von der Patientin nicht „gehört", folglich konnte sie nicht rechtzeitig zurückweichen.

4.4 Aktivierungsfunktion

Wie unsere anderen Sinnesorgane auch, versorgt das intakte Gehör durch die Weiterleitung elektrischer Impulse die Hirnrinde mit Energie. Hierbei ist insbesondere die von der Cochlea fortgeleitete Vielzahl hoher Frequenzimpulse (hohe Töne) an der Energiebelieferung des Gehirns beteiligt. Die Auswirkung dieser Energiezufuhr äußert sich in einer Belebung der kortikalen Aktivität, wodurch Bewusstsein, Denkfähigkeit und Gedächtnis sowie Willenskraft, geistige Wachheit, Vitalität und Kreativität angeregt werden (Manassi 1992).

Eine Hörschädigung verringert bzw. verunmöglicht die Reizumsetzung in der Cochlea und vermindert die Anzahl der weitergeleiteten Impulse. Das Ergebnis zeigt sich unter anderem in einer herabgesetzten Konzentration und Aufmerksamkeit. Auch die schnellere Ermüdbarkeit von hörgeschädigten Menschen kann – in Verbindung mit anderen Faktoren – hier verankert sein. Nicht selten werden betroffene Personen in der Folge unter anderem als unaufmerksam, lustlos und/oder antriebsgemindert empfunden.

Oftmals fällt die professionelle Pflege einem solchen Empfinden zum Opfer. Mögliche Folgen: Eine erfahrungsgemäß häufiger als gedacht vorkommende fehlerhafte Einschätzung der körperlichen, seelischen und/oder kognitiven Befindlichkeit hörbeeinträchtigter Patientinnen und Patienten.

4.5 Kommunikationsfunktion

Die Kommunikationsfunktion gilt für den Menschen als wohl elementarste Funktion des Hörens. Sie ermöglicht, das Sprechen zu erlernen und sich mittels der gesprochenen Sprache (Lautsprache) – im Sinne der Kommunikation – auszutauschen. Hierbei stellt die lautsprachgebundene Kommunikation nicht nur die ökonomischste Form der alltäglichen zwischenmenschlichen Verständigung dar, sie ist in der „Welt der Hörenden" auch die gebräuchlichste.

In der „Welt der Gehörlosen" hingegen dominiert in Deutschland die Deutsche Gebärdensprache (DGS), jedoch darf nicht vorausgesetzt werden, dass alle gehörlosen Personen der Gebärdensprache mächtig sind. DGS bezeichnet eine eigenständige, visuell wahrnehmbare natürliche Sprache, gilt als Muttersprache deutscher gehörloser Menschen und ist der gesprochenen Sprache ebenbürtig (s. ▶ Kap. 10).

Die Beeinträchtigung des Gehörs führt unter anderem zu Miss- oder Nichtverstehen, resultierend in einer fehlerhaften Interpretation von Informationsinhalten, was sich erschwerend und belastend auf die Kommunikationssituation und deren Akteure auswirkt. Da „Hören–Verstehen" für hörgeschädigte Personen Schwerstarbeit bedeutet, ziehen sich insbesondere ältere betroffene Menschen nicht selten vollständig zurück.

Miss- und Nichtverstehen – welche Pflegekraft kennt das aus der alltäglichen Kommunikation mit Pflegebedürftigen nicht? Diesem Phänomen, welches den – in aller Regel lautsprachlich geprägten – Pflegealltag torpediert und hörgeschädigte Patient:innen sowie Pflegekräfte oftmals zur Verzweiflung treibt, wird im Verlauf des Buches noch vermehrte Aufmerksamkeit zuteil.

4.6 Emotionale Funktion

Eng verknüpft mit der Kommunikationsfunktion lässt diese, auch als emotional-ästhetisch beschriebene Funktion den Menschen positiv und negativ bewertete Geräusche und Klänge wahrnehmen. Eine wichtige Rolle spielt dies besonders beim Hören von Musik, die eine Person in fröhliche oder traurige Stimmung versetzen kann. Zudem ermöglicht die emotionale Funktion das Erkennen sogenannter affektiver Informationen der gesprochenen Sprache. Sie erteilen Auskunft dahingehend, wie das Gesagte aufzufassen ist, beispielsweise als Tadel, Trost, Aufmunterung oder auch Zweifel, Erstaunen oder Ironie. Das hörschädigungsbedingte Nicht- oder nur anteilige Wahrnehmen der emotionalen und sozialen Aspekte von Botschaften wirkt sich oftmals negativ auf die soziale Interaktion und soziale Integration betroffener Menschen aus.

Verlieren leidenschaftliche Konzertbesucher:innen die Fähigkeit, einschränkungsfrei hören zu können, bedeutet das mit großer Wahrscheinlichkeit einen erheblichen Verlust an Lebensfreude für diese Menschen, da der gewohnte Musikgenuss nicht mehr gegeben ist. Noch gravierender wird eine Höreinbuße wohl Musiker:innen treffen.

Mit Blick in den Pflegealltag: Eine hörgeschädigte Patientin liegt im Bett, eine Pflegekraft kommt ins Zimmer und sagt: „Sollten Sie nicht an der Bettkannte sitzen?" Hier stellt sich für die Patientin die Frage: Ist dieser Satz als Tadel gemeint oder drückt die Pflegekraft ihr Erstaunen darüber aus, das ich noch im Bett liege? Entsprechend der Interpretation des Gesagten wird die Patientin reagieren, wobei sich diese Reaktion auf die Beziehung zwischen den Interaktionspartnern auswirkt.

4.7 Soziale Funktion

Die soziale Funktion weist eine enge Verbindung zu den beiden vorweg genannten Funktionen auf. Sie erlaubt dem Menschen, Kontakte zu knüpfen, diese aufrechtzuerhalten und aktiver Teil des gesellschaftlichen Lebens zu sein bzw. daran teilzunehmen.

Jedoch ist für Menschen mit Hörschädigungen die gesellschaftliche Teilhabe in der „guthörenden Welt" kein leichtes Unterfangen. Beispielhaft hierfür stehen Kommunikationssituationen, in denen betroffene Menschen im Gesprächsverlauf oft mehrfach nachfragen (müssen), um „richtig und vollständig zu verstehen" und entsprechend antworten/reagieren zu können. Oder da ist die bei einer Veranstaltung gegenüber stehende, sich unterhaltende Gruppe von Menschen, von denen sich einige immer wieder lachend zu einem umschauen. Nicht nur hörgeschädigte Menschen fragen sich hier: Lacht man über mich? Habe ich vielleicht etwas Komisches an mir? Verhalte ich mich irgendwie seltsam?

Angesichts solcher Situationen verliert das soziale und kommunikative Miteinander die Leichtigkeit und gestaltet sich eher problembehaftet. Um dem zu entkommen, halten sich hörgeschädigte Menschen beispielsweise bei privaten oder öffentlichen Veranstaltungen nicht selten im Hintergrund oder meiden diese gänzlich.

Vergleichbares zeigt sich in Krankenhäusern und der stationären Langzeitpflege. Hier verbringen hörgeschädigte Patientinnen und Patienten ein Vielfaches der Zeit in ihren Zimmern. Die tatsächlichen Gründe für das dortige Ausharren kommunizieren Betroffene nur selten und argumentieren vielfach so: „Fühle mich nicht gut – Warte auf den Anruf/den Besuch des Sohnes – Muss noch überdenken, wie es zu Hause weitergeht – Möchte lieber etwas lesen oder Fernsehen schauen – Mag die vielen Menschen in der Patientensitzecke nicht". Nicht selten wird seitens der professionellen Pflege hier die Gefahr einer möglichen sozialen und/oder sensorischen Deprivation unterschätzt (s. ▶ Kap. 8).

4.8 Spracherwerb

Zum Schluss noch einige Informationen zum sprechen Lernen, fachlich korrekt formuliert: dem Spracherwerb. Ein funktionierendes Gehör spielt eine entscheidende Rolle für die Sprachentwicklung eines Kindes. Stark vereinfacht dargestellt lernen Kinder sprechen durch Zuhören und Nachahmen (Nachplappern), die kontinuierliche Anwendung des erworbenen Wortschatzes im alltäglichen kommunikativen Miteinander sowie dessen Einbindung in Alltagsituationen (anziehen, essen, einkaufen usw.). Darüber hinaus ist es wichtig, dass ein Kind die eigene Stimme durch das Gehör kontrollieren kann. Der Spracherwerb vollzieht sich im Regelfall in der Zeit von der Geburt bis zum sechsten Lebensjahr. Hörstörungen können – je nach Schweregrad der Beeinträchtigung – zu Sprachentwicklungsverzögerungen und Kommunikationsbehinderungen führen sowie unter anderem Lernstörungen und Störungen der emotionalen und psychosozialen Entwicklung nach sich ziehen.

Literatur

Eitner, J. (2022). Zur Physiologie und Soziologie von Menschen mit Hörstörungen. S. 135–144. 4. überarbeitete und erweiterte Auflage. Median Verlag von Killisch-Horn GmbH. Heidelberg

Manassi., S. (1992). Pädagogik des Horchens – Eine Einführung. In: A. Tomatis. Der Klang des Lebens – Vorgeburtliche Kommunikation – Anfänge der seelischen Entwicklung. S. 9–34. Reinbek: Rowohlt Taschenbuch Verlag.

Arten von Hörschädigungen: Schwerhörigkeit, Ertaubung und Gehörlosigkeit

Inhaltsverzeichnis

5.1	**Schwerhörigkeit im Allgemeinen** – 33	
5.1.1	WHO-Klassifikation zur Einteilung von Schwerhörigkeit – 34	
5.1.2	Prävalenz von Schwerhörigkeit – 35	
5.2	**Formen von Schwerhörigkeit im Besonderen** – 35	
5.2.1	Schallleitungsschwerhörigkeit und mögliche Ursachen – 35	
5.2.2	Schallempfindungsschwerhörigkeit und mögliche Ursachen – 36	
5.2.3	Kombinierte Schwerhörigkeit – 37	
5.2.4	Altersschwerhörigkeit (Presbyakusis) und Schwerhörigkeit im Alter – 37	
5.2.5	Einseitige Schwerhörigkeit – 38	
5.2.6	Zentrale Schwerhörigkeit und mögliche Ursachen – 38	
5.3	**Ertaubung** – 38	
5.3.1	Plötzliche Ertaubung – 39	
5.3.2	Ertaubung als Folge eines progedienten Hörverlustes – 39	
5.3.3	Einseitige Ertaubung – 39	
5.3.4	Mögliche Ursachen – 40	
5.3.5	Prävalenz – 40	

© Der/die Autor(en), exklusiv lizenziert an Springer-Verlag GmbH, DE, ein Teil von Springer Nature 2025
M. Decker-Maruska, *Hörschädigung im Pflegealltag*, https://doi.org/10.1007/978-3-662-71237-5_5

5.4	**Gehörlosigkeit – 40**	
5.4.1	Absolute Taubheit – 41	
5.4.2	Praktische Taubheit – 41	
5.4.3	Einseitige Taubheit – 41	
5.4.4	Mögliche Ursachen – 41	
5.4.5	Prävalenz – 42	

Literatur zu Schwerhörigkeit, Ertaubung und Gehörlosigkeit – 42

Der Sammelbegriff Hörschädigung definiert jegliche Art der beeinträchtigten Wahrnehmung akustischer Ereignisse, etwa gesprochene Sprache, als Folge einer pathologischen Leistungseinschränkung/eines Leistungsverlustes des auditorischen Systems. Unterschieden wird zwischen Schwerhörigkeit, (Spät-)Ertaubung und Gehörlosigkeit, wobei jedes genannte Hördefizit weitere Unterformen aufweist. Hörschädigungen gehen – je nach Art und Ausprägung – mit einer, zum Teil gravierenden, Einschränkung oder gar dem Verlust aller in ▶ Kap. 4 aufgezeigten Funktionen des Hörens einher, wobei die Beeinträchtigung/der Verlust der lautsprachlichen Kommunikationskompetenz die wohl schwerwiegendste Folge einer Hörschädigung darstellt.

Obgleich beruflich Pflegende im Rahmen der Ausbildung ein umfassendes Pflegefachwissen erwerben, erweisen sich deren Kenntnisse in Bezug auf Hörschädigungen im berufspraktischen Alltag als unzureichend. So wird beispielsweise häufig die kommunikative Bedarfslage spätertaubter und gehörloser Patient:innen gleichgesetzt, da beiden Gruppen „nicht(s) hören können" zu eigen ist und bei der schwerhörigen Klientel ein „lediglich leiseres Hören" lautsprachgebundener Mitteilungen angenommen wird. Fokussiert man jedoch auf einen die individuellen Bedürfnisse hörgeschädigter Patient:innen einbindenden Pflegeprozess, bedarf es grundlegender Kenntnisse in Bezug auf die genannten Hörschädigungsarten nebst ihren Unterformen, deren Auswirkungen auf die Lautsprachkompetenz sowie mögliche Ursachen von Hörschädigungen und deren Prävalenz.

Um Irritationen zu vermeiden, der Hinweis: Die Reihenfolge der nachfolgend aufgeführten Hörschädigungen orientiert sich an deren Aufkommen, beginnend mit der höchsten Prävalenz.

5.1 Schwerhörigkeit im Allgemeinen

Schwerhörigkeit (Hypakusis) bezeichnet jedwede Form einer angeborenen oder im Lauf des Lebens erworbenen Hörminderung im Vergleich zur Normalhörigkeit. Schwerhörigkeit kann sowohl einseitig als auch beidseitig vorkommen, vorübergehend auftreten oder dauerhaft bestehen. Im Gegensatz zum vollständigen Hörverlust (bei Gehörlosigkeit und Ertaubung) bleibt die Wahrnehmung akustischer Ereignisse zwar erhalten, erfährt jedoch teils gravierende Einschränkungen. Diese äußern sich in einem lautstärkereduzierten und/oder fragmentartigen „Hören" von Tönen, Geräuschen und gesprochener Sprache. Alle Funktionen des Hörens betreffend, beeinträchtigt die Hörminderung somit auch den auf normalem Weg möglichen Spracherwerb und torpediert das Sprachverständnis. Bestimmend für das Ausmaß der Wahrnehmungseinschränkung sind Ausprägung (Grad) und Art der Hörminderung. Schwerhörigkeit kann das Hörvermögen leicht-/geringgradig, mittelgradig oder hochgradig sowie an Taubheit grenzend beeinträchtigen.

5.1.1 WHO-Klassifikation zur Einteilung von Schwerhörigkeit

Mit Blick auf den Grad einer Schwerhörigkeit und das Hörerlebnis in ruhiger und lauter Umgebung sei hier die 2021 aktualisierte Version der WHO-Klassifikation zur Einteilung einer Schwerhörigkeit angeführt, welche die Hörminderung in sechs Grade unterteilt. Das Hauptkriterium für die Einteilung ist die Hörschwelle im besser hörenden Ohr, gemessen in Dezibel. ◘ Tab. 5.1 zeigt die Gradeinteilung in

Tab. 5.1 Grad der Schwerhörigkeit (WHR 2021, eigene Übersetzung)

Grad der Schwerhörigkeit	Hörschwelle besser hörendes Ohr in Dezibel (dB)	Hörerlebnis in lauter und ruhiger Umgebung/Umfeld der meisten Erwachsenen
Normalhörigkeit (keine Hörschädigung)	Weniger als 20 dB	**In ruhiger Umgebung** – keine Probleme beim Hören von Geräuschen **In lauter Umgebung** – keine oder minimale Probleme, Geräusche zu hören
Milder (leichter) Hörverlust	20 bis unter 35 dB	**In ruhiger Umgebung** – keine Probleme in einem normalen Gespräch zu hören [zu verstehen] **In lauter Umgebung** – kann Schwierigkeiten beim Hören [„Verstehen"] in einem normalen Gespräch haben
Moderater (mäßiger) Hörverlust	35 bis unter 50 dB	**In ruhiger Umgebung** – kann Schwierigkeiten beim Hören [„Verstehen"] in einem normalen Gespräch haben **In lauter Umgebung** – Schwierigkeiten beim Hören [„Verstehen"] und der Teilnahme an Gesprächen
Mittelschwerer Hörverlust	50 bis unter 65 dB	**In ruhiger Umgebung** – Schwierigkeiten beim Hören [„Verstehen"] in Gesprächen, kann laute Stimmen problemlos hören **In lauter Umgebung** – Schwierigkeiten beim Hören [„Verstehen"] des meisten [in einem Gespräch] und der Teilnahme an Gesprächen
Schwerer Hörverlust	65 bis unter 80 dB	**In ruhiger Umgebung** – hört das meiste [i. R. eines Gesprächs] nicht, kann Schwierigkeiten haben, laute Stimmen zu hören und zu verstehen **In lauter Umgebung** – extreme Schwierigkeiten [gesprochene] Sprache zu hören und an Gesprächen teilzunehmen
Hochgradiger Hörverlust	80 bis unter 95 dB	**In ruhiger Umgebung** – extreme Schwierigkeiten, laute Stimmen zu hören **In lauter Umgebung** – Konversationssprache [gesprochene Sprache] kann nicht gehört werden
Völliger Hörverlust/Taubheit	95 dB und mehr	**In ruhiger und lauter Umgebung** – kann [gesprochene] Sprache und die meisten Umgebungsgeräusche nicht hören

eigener Übersetzung des Originals im World report on hearing (WRH) – Grades of hearing loss and related hearing experience (WHR 2021).

5.1.2 Prävalenz von Schwerhörigkeit

Schätzungen gehen davon aus, dass ca. 20–30 Mio. der in Deutschland lebenden Menschen von Schwerhörigkeit betroffen sind. Konkrete Angaben zum Aufkommen gestalten sich jedoch schwierig, da die Ergebnisse der verschiedenen Studien diesbezüglich differieren. Hierzu stellten Löhler et al. in ihrer systematischen Übersicht zur Prävalenz von Schwerhörigkeit und Hörgerätenutzung bei Erwachsenen in Deutschland fest (Zitat): „Die ermittelten Prävalenzen zeigten eine große Bandbreite zwischen 16 und 25 % und variierten je nach Alter, Studiensetting, Definition des Hörverlusts und Methode der Datenerfassung" (Löhler et al. 2019). Betrachtet man die Prävalenz von Schwerhörigkeit aus Sicht der professionell Pflegenden, scheint bei einer Vielzahl älterer und hochaltriger Patient:innen ein Hörproblem vorzuliegen. Dass die Anzahl schwerhöriger Menschen mit zunehmendem Lebensalter deutlich ansteigt, bestätigt unter anderem eine Untersuchung von Sohn & Jörgenhaus aus dem Jahr 2000 sowie eine neuere Studie von v. Gablenz et al. aus dem Jahr 2017. Letztgenannter zur Folge sind in der Altersgruppe der 60- bis 69-jährigen Personen 20,3 %, in der Gruppe der 70- bis 79-jährigen Personen 42,3 % und im Altersegment der über 80-Jährigen in Deutschland lebenden Erwachsenen 71,5 % von einer Schwerhörigkeit betroffen.

5.2 Formen von Schwerhörigkeit im Besonderen

Richten wir jetzt den Blick auf die Formen von Schwerhörigkeit, deren kommunikative Auswirkungen und mögliche Ursachen. Hier unterscheiden Mediziner grundsätzlich zwischen Schallleitungsschwerhörigkeit (SLS) und Schallempfindungsschwerhörigkeit (SES). Treten diese beiden Entitäten zeitgleich auf, liegt eine sogenannte kombinierte Schwerhörigkeit (KS) vor. Darüber hinaus begegnen Pflegekräfte erfahrungsgemäß nicht selten den Begriffen Presbyakusis, Schwerhörigkeit im Alter und zentrale Schwerhörigkeit.

5.2.1 Schallleitungsschwerhörigkeit und mögliche Ursachen

Beeinträchtigt oder verhindert ein Problem im Außen- oder Mittelohr die Weiterleitung eines Schallereignisses zum Innenohr liegt eine Schallleitungsschwerhörigkeit (konduktive Schwerhörigkeit) vor. Schallleitungsschwerhörigkeit kann sowohl ein- als auch beidseitig auftreten und zeigt sich in bestimmten Fällen reversibel. So kann diese Form der Schwerhörigkeit häufig durch einen operativen Eingriff am Mittelohr saniert oder gebessert werden. Schallleitungsschwerhörigkeit geht vielfach einher mit einem leichten bis mittelgradigen Hörverlust, der sich über alle Frequenzbereiche gleichermaßen erstreckt. Sprachaufbau, Klangbild und Sprachqualität bleiben hierbei unverändert. Symptomatisch für die konduktive Schwerhörigkeit ist das von betroffenen Personen beschriebene leisere Wahrnehmen akustischer Ereignisse, verbunden mit dem Gefühl, dumpf oder „wie durch Watte" zu hören, sowie die vermehrte Anstrengung in Gesprächssituationen, um „richtig zu verstehen".

Die Ursachen finden sich beispielsweise in einer Einengung oder Verlegung des äußeren Gehörgangs mit Cerumen oder einem Fremdkörper, einer angeborenen Fehlbildung des Gehörgangs oder des Mittelohrs, einer akuten oder chronischen Mittelohrentzündung, einer Otosklerose (Knochenumbauprozess im Mittel- und Innenohr führt zur Verknöcherung des Steigbügels), einer Trommelfellperforation oder Tumoren in Gehörgang oder Mittelohr.

5.2.2 Schallempfindungsschwerhörigkeit und mögliche Ursachen

Die Schallempfindungs- oder Innenohrschwerhörigkeit kennzeichnet eine Funktionseinschränkung im Bereich des Innenohres. Bei der auch als sensorineurale Schwerhörigkeit bekannten Hörminderung kann zusätzlich zur Schädigung der Haarsinneszellen ein Funktionsverlust der ersten Synapse im Ganglion spirale auftreten, der beispielsweise nach längerer, auch niederschwelliger Lärmbelastung entstehen kann.

In diesem Kontext ebenfalls wissenswert: Die alleinige Schädigung der für die Umwandlung eines akustischen Reizereignisses in ein neuronales Signal zuständigen Haarsinneszellen wird sensorische oder cochleäre Schwerhörigkeit genannt. Bei der alleinigen Schädigung des Hörnerven, verantwortlich für den ordnungsgemäßen Weitertransport bioelektrischer Impulse, spricht man von neuraler oder retrocochleärer Schwerhörigkeit.

Ein- oder beidseitig und in der Regel irreversibel auftretend kann die Innenohrschwerhörigkeit das Hörvermögen leicht-, mittel- oder hochgradig einschränken. Im Gegensatz zur Schallleitungsschwerhörigkeit erstreckt sich der Hörverlust jedoch nicht gleichermaßen über das gesamte Frequenzspektrum. Torpediert werden zu Beginn bevorzugt hohe Frequenzen, in denen unter anderem für das Sprachverständnis wichtige Konsonanten wie S, F, H, aber auch Vogelgezwitscher angesiedelt sind. Mittlere und tiefe Frequenzen werden zumeist erst im Verlauf in Mitleidenschaft gezogen. Zudem besteht die Gefahr, dass diese Art der Schwerhörigkeit mit fortschreitendem Lebensalter zunimmt und im vollständigen Hörverlust, sprich der Ertaubung resultiert.

Typisch für die sensorineurale Schwerhörigkeit: Das von betroffenen Menschen beschriebene verzerrte, lückenhafte und unvollständige Wahrnehmen akustischer Ereignisse verknüpft mit dem Empfinden, undeutlicher zu hören. Denn: Sowohl Sprachaufbau als auch Klangbild und Sprachqualität verändern sich. Die vielfältigen Auswirkungen finden sich unter anderem in teils gravierenden Problemen in Bezug auf das Sprachverständnis bei Unterhaltungen mit mehreren Personen, die durcheinandersprechen, sowie bei Einzelgesprächen in lauter und/oder mit zahlreichen Hintergrundgeräuschen übersäter Umgebung. Eine annähernde Vorstellung, wie bzw. was innenohrschwerhörige Personen hören, vermittelt ein Handytelefonat bei schlechtem Netz in geräuschträchtiger Kulisse.

Ursachen für eine Schallempfindungsschwerhörigkeit können unter anderem angeborene Fehlbildungen des Innenohres, Schädelverletzungen, Hörstürze, Infektionen und Knall-/Explosionstraumata sowie chronische Lärmbelastung oder ototoxische (hörschädigende) Nebenwirkungen bestimmter Medikamente (s. ▶ Kap. 7) sein. Ob und inwieweit eine Infektion mit dem Coronavirus das auditorische System angreift, ist noch ungeklärt.

5.2.3 Kombinierte Schwerhörigkeit

Diese Art der Hypakusis charakterisiert das zeitgleiche Auftreten von konduktiver und sensorineuraler Schwerhörigkeit. Da bei der kombinierten Schwerhörigkeit Außen- oder Mittelohr und Innenohr gleichzeitig ihren Dienst versagen/nur eingeschränkt leisten, werden akustische Ereignisse sowohl leiser als auch verzerrt, lückenhaft und unvollständig „gehört". Wiederum zeigen sich Sprachaufbau, Klangbild und Sprachqualität verändert. Derart beeinträchtigt in Gesprächen zu versuchen „alles richtig mitzubekommen", bedarf unter anderem teils immenser Anstrengung und „... ist dennoch leider selten von Erfolg gekrönt ..." (Zitat eines 80-jährigen geriatrischen Patienten).

5.2.4 Altersschwerhörigkeit (Presbyakusis) und Schwerhörigkeit im Alter

Altersschwerhörigkeit oder Presbyakusis definiert eine zwischen dem 50. und 60. Lebensjahr auftretende, langsam fortschreitende, beidseitige und irreversible Innenohrschwerhörigkeit.

Da sich keine anderen Ursachen erkennen lassen, besteht die (strittige) Annahme, dass die eingeschränkte Leistungsfähigkeit, vor allem von Cochlea, Hörnerv und zentralem auditorischen System, auf physiologische (natürliche) Alterungsprozesse („Verschleißerscheinungen") zurückzuführen ist. Risikofaktoren wie hohe Lärmbelastung, kardiovaskuläre Erkrankungen oder Diabetes mellitus begünstigen den stetig zunehmenden Hörverlust. Wichtig in diesem Kontext ist noch zu sagen: Ob eine Schwerhörigkeit in der vorgenannten Lebensspanne auftritt oder nicht, unterliegt genetischen (anlagenbedingten) Einflüssen und hängt vor allem von der Lebenslärmbelastung ab.

Bei der **Schwerhörigkeit im Alter** handelt es sich nicht selten um eine Form der zuvor beschriebenen kombinierten Schallleitungs- und Innenohrschwerhörigkeit, deren Ursachen bekannt sind.

> **Wissenswert**
>
> Die Begrifflichkeiten Presbyakusis und Schwerhörigkeit im Alter finden, nicht nur im Pflegealltag, vielfach synonyme Verwendung.

5.2.5 Einseitige Schwerhörigkeit

Der einseitigen Schwerhörigkeit wird vielfach kaum Beachtung geschenkt, da sie nicht selten als unproblematisch gilt. Dem zugrunde liegt die Annahme, dass das verbleibende normalhörende Ohr die Einschränkungen des geschädigten Ohres problemlos ausgleicht. Eine unzutreffende Vermutung, denn eine einseitige Hörminderung beeinträchtigt nicht zuletzt die Orientierungsfunktion und verunmöglicht somit die korrekte Einschätzung von Richtung und Entfernung einer Schallquelle.

5.2.6 Zentrale Schwerhörigkeit und mögliche Ursachen

Diese Form der Schwerhörigkeit beschreibt die fehlerbehaftete Verarbeitung/Wahrnehmung eines – vom Hörnerv korrekt weitergeleiteten – bioelektrischen Impulses entlang der Hörbahnin den Hörzentren des Gehirns. Je nach Lokalisation der Wahrnehmungsstörung fällt es Betroffenen unter anderem schwer, ähnlich klingende Laute/Silben zu unterscheiden, oder sie „hören" Gesagtes, „verstehen" es inhaltlich aber nicht.

Ursachen für die zentrale Schwerhörigkeit im Erwachsenenalter stellen beispielsweise intrazerebrale Blutungen (Hirnblutungen), Apoplexie (Schlaganfall), Hirntumore, entzündliche Prozesse im Gehirn wie Enzephalitis oder traumatische Ereignisse dar.

Hinzuweisen ist noch auf die im Schulkindalter auftretende Sonderform der zentralen Schwerhörigkeit, die sogenannte auditive Wahrnehmungs- und Verarbeitungsstörung, kurz AVWS, auf die hier nicht näher eingegangen wird.

5.3 Ertaubung

Spätertaubung oder Ertaubung definiert den irreversiblen, nach dem Spracherwerb (postlingual) erworbenen ein- oder beidseitigen Hörverlust. Diese Form der Hörschädigung kann plötzlich (innerhalb von Minuten oder Stunden) auftreten, sich aber auch schleichend über Monate und Jahre vollziehen.

Abhängig vom Lebensalter, in dem eine beidseitige Spätertaubung erworben wird, zeigt sich die Lautsprachkompetenz der Betroffenen mehr oder weniger gut ausgebildet bzw. gefestigt. Daher führt die Ertaubung nicht automatisch zum Verlust von Sprachverständnis und Sprechkompetenz (Bahlmann 2020, S. 7–9). Ob spätertaubte Menschen die Gebärdensprache als Kommunikationsmedium nutzen, ist individuell unterschiedlich und unter anderem ebenfalls abhängig vom Lebensalter zum Zeitpunkt der Ertaubung. Der Hintergrund: Gebärdensprache ist einer Fremdsprache gleichzusetzen, deren Erlernen sich im jüngeren Lebensalter oft leichter gestaltet. Die Erfahrung zeigt: Je älter die Betroffenen bei Ereigniseintritt sind, desto stärker ausgeprägt ist in der Regel deren lautsprachliche Orientierung. Das bedeutet: Um sich mitzuteilen, nutzt diese Klientel „wie gewohnt" die gesprochene Sprache.

5.3.1 Plötzliche Ertaubung

Die plötzliche Ertaubung erlaubt den betroffenen Menschen, Lautsprache auf natürliche Weise zu erwerben und über ein „normales" Sprachverständnis zu verfügen, denn: Bis zum Eintritt der Ertaubung besitzt der Mensch die Fähigkeit, sich aller Funktionen des Hörens uneingeschränkt zu bedienen und somit auch gesprochene Sprache problemlos wahrzunehmen. Schlagartig das Gehör zu verlieren, bedeutet daher den abrupten Verlust dieser Funktionen einschließlich der Kompetenz, in Lautsprache zu kommunizieren. Insbesondere für plötzlich ertaubte Erwachsene ein einschneidendes Ereignis, welches unter Umständen das bisherige private und/oder berufliche Leben sowie die Lebensplanung auf den Prüfstein stellen kann.

5.3.2 Ertaubung als Folge eines progedienten Hörverlustes

Die Ertaubung aufgrund eines fortschreitenden (progedienten) Hörverlustes gestattet den Lautspracherwerb auf „normalem" Weg. Die Funktionen des Hörvermögens, das Sprachverständnis eingeschlossen, erfahren eine stetig zunehmende Verschlechterung, letztlich resultierend unter anderem in der zum Scheitern verurteilten lautsprachlichen Konversation. Nachdenklich stimmt, dass insbesondere ältere und hochaltrige Menschen dem kontinuierlich fortschreitenden Hörverlust eher geringe Bedeutung beimessen und kaum Beachtung schenken.

5.3.3 Einseitige Ertaubung

Die einseitige Spätertaubung stellt eine weitere Form der Ertaubung dar. Vergleichbar der einseitigen Schwerhörigkeit ist das gesunde Ohr in der Lage, den Hörverlust und den damit verbundenen Funktionsverlust zu einem gewissen Teil, jedoch auch hier nicht vollständig, auszugleichen. Das ermöglicht den Spracherwerb auf natürlichem Weg, und das Sprachverständnis bleibt erhalten, beides kann jedoch problembehaftet sein.

5.3.4 Mögliche Ursachen

Ursachen einer Spätertaubung finden sich beispielsweise in Hörstürzen, Durchblutungsstörungen und permanenter Lärmeinwirkung. Auch schwere, komplikationsbehaftete Verläufe von Mittelohrentzündungen sowie das Vestibularisschwannom (ein gutartiger Tumor der Schwann'schen Zellen des vestibulären Anteils des 8. Hirnnerven) können in einer Ertaubung münden. Als weitere mögliche Ursachen gelten Schädel- und Explosionstraumata, Meningitis (Entzündung der Hirn- und Rückenmarkshäute), Enzephalitis (Gehirnentzündung), chronische Erkrankungen wie die Otosklerose, akute Viruserkrankungen wie Mumps oder Masern und die ototoxische (hörschädigende) Nebenwirkung bestimmter Medikamente. Überdies können einer frühen Ertaubung auch genetische Ursachen zugrunde liegen.

5.3.5 Prävalenz

Die Prävalenz der Spätertaubung lässt sich aufgrund der vorbeschriebenen nicht vorhandenen offiziellen Statistik kaum konkret beziffern. Schätzungen zufolge ist die Anzahl spätertaubter Menschen in Deutschland etwa doppelt so hoch wie die der von Gehörlosigkeit betroffenen. Somit wäre im Jahr 2018 von etwa 160.000–170.000 betroffenen Menschen auszugehen.

5.4 Gehörlosigkeit

Gehörlosigkeit (Anakusis) beschreibt die irreversible, bilaterale Taubheit, welche – angeboren oder vor Abschluss des Spracherwerbs, in der Regel bis zum 6./7. Lebensjahr, und damit prälingual erworben – die Wahrnehmung akustischer Signale verunmöglicht (Bahlmann 2020, S. 6). Daher bleibt es gehörlosen Kindern versagt, auf die in ▶ Kap. 4 erläuterten Funktionen des Hörens zuzugreifen. Dies beinhaltet auch, Lautsprache auf normalem (im Sinne von natürlichem) Weg zu erlernen sowie die eigene Art und Weise zu sprechen akustisch wahrzunehmen. Für Außenstehende klingt daher die Sprechweise gehörloser Menschen – sofern sie sich lautsprachlich mitteilen – oft fremd und wird als undeutlich und schwer verständlich beschrieben. Unterschieden wird bei der Gehörlosigkeit zwischen der absoluten und der praktischen Taubheit, wobei eine Taubheit auch einseitig auftreten kann.

Neben der ausschließlich auf den Hörverlust fokussierenden medizinischen Auslegung der Gehörlosigkeit steht die Definition - unter anderem - des Gehörlosenverbandes Hamburg e. V. (Mitglied des Deutschen Gehörlosenbundes e. V.) welche auch die sprachliche und kulturelle Identität Betroffener einbezieht. Demgemäß gelten als gehörlos Menschen, die taub geboren sind oder ihr Gehör als Kleinkind verloren haben, in Gebärdensprache kommunizieren und sich als Teil dieser Sprachgemeinschaft und deren Kultur sehen, sowie Schwerhörige und Hörende, die die Gebärdensprache beherrschen (Gehörlosenverband Hamburg e. V., o. J.). Bei den hier angesprochenen Schwerhörigen handelt es sich oft um an Taubheit grenzend Schwerhörige und bei den Hörenden oft um hörende Kinder gehörloser Eltern. Für unter 18-jährige Kinder aus einer solchen Familienkonstellation steht der Begriff CODAs (Children of Deaf Adults) (yomma.de 2025).

5.4.1 Absolute Taubheit

Eine absolute Taubheit liegt bei einem Hörverlust von mehr als 60 dB im Frequenzbereich zwischen 125 und 150 Hz sowie von mehr als 100 dB im restlichen Frequenzbereich vor. Ein Sprachverständnis ist nicht gegeben.

5.4.2 Praktische Taubheit

Die praktische Taubheit, auch an Taubheit grenzende Schwerhörigkeit genannt, beschreibt den zwischen 85 und 100 dB vorliegenden Hörverlust, der lediglich die Wahrnehmung einzelner sehr lauter Töne oder Geräusche zulässt. Auch hier liegt kein Sprachverständnis vor.

5.4.3 Einseitige Taubheit

Die einseitige Taubheit, welche angeboren ist oder im Kleinkindalter erworben wird, gilt es noch zu erwähnen. In solchen Fällen kann das gesunde Ohr den Hörverlust zu einem gewissen Teil ausgleichen. Obgleich erschwert, ist ein Sprachverständnis gegeben und der Lautspracherwerb auf natürlichem Weg möglich.

5.4.4 Mögliche Ursachen

Die Ursachen einer Taubheit (Gehörlosigkeit) sind vielfältig. Bei etwa 15 % der betroffenen Menschen ist die Gehörlosigkeit ererbt (Deutscher Gehörlosenbund e.V., Ratgeber Gehörlosigkeit, 2024). Neben erblich bedingten Faktoren, wie etwa nicht oder unvollständig ausgebildete Einzelkomponenten des auditorischen Systems, können schädigende Einflüsse während der Schwangerschaft (intrauterin) – beispielsweise eine Virusinfektion der Mutter mit Röteln, Toxoplasmose oder Drogenkonsum – ursächlich für die Anakusis sein. Weitere Ursachen finden sich unter anderem in einem Sauerstoffmangel oder mechanischen Schädigungen im Rahmen des Geburtsvorgangs (perinatal). Mögliche Auslöser für einen beidseitigen Verlust des Gehörs nach der Geburt (postnatal) sind beispielsweise Meningitis, Enzephalitis, Schädelfrakturen, Mumps oder Masern oder auch chronische Mittelohrentzündungen (Otitis media) mit schweren, komplikationsbehafteten Verläufen.

5.4.5 Prävalenz

Die Prävalenz der Gehörlosigkeit in Deutschland lässt sich angesichts einer nicht vorhandenen offiziellen Statistik, die alle hörbehinderten bzw. gehörlosen Menschen erfasst, nur schwer exakt darstellen. Der Deutsche Gehörlosenbund e.V. geht von ca. 80.000 betroffene Menschen aus.

> **Wissenswert**
>
> Gehörlose Menschen werden auch heutzutage im Pflegealltag nicht selten als Taubstumme bezeichnet. Dies stößt bei Betroffenen berechtigterweise auf Ablehnung, denn: Gehörlose Menschen sind nicht stumm, sie kommunizieren nur nicht in Lautsprache, sondern in Gebärdensprache (vgl. Deutscher Gehörlosenbund e.V. o.J.). Auch der Duden empfiehlt, das Wort taubstumm nicht mehr zu verwenden, nachzulesen auf der Webseite ▶ https://www.duden.de/rechtschreibung/taubstumm.

Literatur zu Schwerhörigkeit, Ertaubung und Gehörlosigkeit

WHO (Weltgesundheitsorganisation) (2021). Weltbericht zum Thema Hören (WHR). S. 38. Tab. 1.3 Grades of hearing loss and related hearing experience. www.who.int/publications/i/item/9789240020481 – letzter Zugriff 09.02.2025

Löhler, J., Walther, LE, Hansen, F. *et al.* Die Prävalenz von Hörverlust und Hörgerätenutzung bei Erwachsenen in Deutschland: eine systematische Übersicht. *Eur Arch Otorhinolaryngol* **276**, 945–956 (2019). https://doi.org/10.1007/s00405-019-05312-z

Sohn, W. (2000). Schwerhörigkeit in Deutschland: Repräsentative Hörscreening-Studie 1999. In: DSB-Report 3/2000 S. 10ff. Hrsg. Deutscher Schwerhörigenbund e.V., Berlin

von Gablenz, P., Hoffmann, E. & Holube, I. Prävalenz von Schwerhörigkeit in Nord- und Süddeutschland. *HNO* **65**, 663–670 (2017). https://doi.org/10.1007/s00106-016-0314-8

Ellermeier, W., Hellbrück, J. (2008). Hörstörungen. In: Hören – Psychoakustik – Audiologie. S. 76–78. In: Weinzierl, S. (Hrsg.) Handbuch der Audiotechnik. VDI-Buch. Springer, Berlin, Heidelberg. https://doi.org/10.1007/978-3-540-34301-1_2

Leonhardt, A. (2022). Arten von Hörschäden S. 52–60. Schwerhörige S. 83–89. In: Grundwissen Hörgeschädigtenpädagogik. 5. Auflage. Ernst Einhard Verlag. München. ISBN: 9783825258962

Deutscher Berufsverband der Hals-Nasen-Ohrenärzte e.V. (o.J.). Schwerhörigkeit. Definition. Ursachen. Schallleitungs-, Schallempfindungs-, kombinierte Schwerhörigkeit. https://www.hno-aerzte-im-netz.de/krankheiten.html. – letzter Zugriff 19.02.2025

Zahnert, T. (2011). Differenzialdiagnose Schwerhörigkeit. Deutsches Ärzteblatt. https://www.aerzteblatt.de/archiv/93893/Differenzialdiagnose-der-Schwerhoerigkeit – letzter Zugriff 09.02.2025.

Lenarz, T., Boenninghaus, H-G. (2012). Hals-Nasen-Ohren Heilkunde. 14. Auflage. S. 121–123. Springer-Lehrbuch. Springer, Berlin, Heidelberg. https://doi.org/10.1007/978-3-642-21131-7

Hesse, G. (2015). Innenohrschwerhörigkeit. 1. Auflage. S. 44–178, Thieme-Verlag, Stuttgart, ISBN: 9783131639011

Literatur zu Ertaubung

Leonhardt, A. (2022). „Ertaubt". In: Grundwissen Hörgeschädigtenpädagogik. S. 92–94 5. Auflage. Ernst Einhard Verlag. München. ISBN: 9783825258962

Bahlmann, M. (2020). Postlinguale Ertaubung. Psychosoziale Aspekte postlingual ertaubter Menschen: eine logopädische Betrachtung. Bachelorarbeit. 2020, S. 7–9. HAWK Hochschule für angewandte Wissenschaft und Kunst, Hildesheim/Holzminden/Göttingen, Fakultät Ingenieurwissenschaft und Gesundheit, Gesundheitscampus Göttingen. https://publikationsserver.hawk.de/receive/hawk_mods_00000083

Hessischer Verband für Gehörlose und hörbehinderte Menschen e.V. (o. J.). „Spätertaubt". In: Homepage des Verbandes, Publikationen: Spätertaubt - Hessischer Verband für Gehörlose und hörbehinderte Menschen e. V., Bornheimer Landstraße 8, 60316 Frankfurt am Main - https://hvghm.de - letzter Zugriff 27.06.2025

Lenarz, T., Boenninghaus, H-G. (2012). Hals-Nasen-Ohren Heilkunde.14. Auflage. S. 124–125. S. 131. Springer-Lehrbuch. Springer, Berlin, Heidelberg. https://doi.org/10.1007/978-3-642-21131-7

Literatur zu Gehörlosigkeit

Deutscher Gehörlosenverband Hamburg e.V.(o.J.). „Was ist Gehörlosigkeit" - Gehörlosenverband Hamburg e.V., Bernadottestraße 126–128, 22605 Hamburg - https://www.glvhh.de/infos/gehörlos - letzter Zugriff 20.10.2025

Leonhardt, A. (2022). Arten von Hörschäden S. 52–60. Gehörlose S. 89–91. In: Grundwissen Hörgeschädigtenpädagogik. 5. Auflage. Ernst Einhard Verlag. München. ISBN: 9783825258962

Bahlmann, M. (2020). Postlinguale Ertaubung. Psychosoziale Aspekte postlingual ertaubter Menschen: eine logopädische Betrachtung. Bachelorarbeit. 2020. S. 6–7. HAWK Hochschule für angewandte Wissenschaft und Kunst, Hildesheim/Holzminden/Göttingen, Fakultät Ingenieurwissenschaft und Gesundheit, Gesundheitscampus Göttingen. https://publikationsserver.hawk.de/receive/hawk_mods_00000083

Yomma.de (2025) – „Coda, Children of Deaf Adults" – Yomma GmbH, Borsteler Chaussee 85–99a, 22453 Hamburg – https://yomma.de/coda/ – letzter Zugriff 08.02.2025,

Deutscher Gehörlosenbund e.V. (2024). Definition, Ursachen und Prävalenz. In: Ratgeber Gehörlosigkeit. Deutscher Gehörlosenbund e.V. Berlin https://dglb.de/service/ratgeber-gehoerlosigkeit/ – letzter Zugriff 10.02.2025

Lenarz, T., Boenninghaus, H-G. (2012). Hals-Nasen-Ohren Heilkunde.14. Auflage. S. 124. Springer-Lehrbuch. Springer, Berlin, Heidelberg. https://doi.org/10.1007/978-3-642-21131-7

Tinnitus

Inhaltsverzeichnis

6.1 Subjektiver und objektivierbarer (objektiver) Tinnitus – 46

6.2 Tinnitus ohne und mit Hörverlust – 46

6.3 Kompensierter und dekompensierter Tinnitus – 47

6.4 Schweregradeinteilung des Tinnitus – 47

6.5 Ursachen/Auslöser – 48

6.6 Prävalenz – 48

Literatur – 48

© Der/die Autor(en), exklusiv lizenziert an Springer-Verlag GmbH, DE, ein Teil von Springer Nature 2025
M. Decker-Maruska, *Hörschädigung im Pflegealltag*, https://doi.org/10.1007/978-3-662-71237-5_6

Plötzlich zischt, brummt, pfeift oder klingelt es im Ohr. Ein Phänomen, welches auch Pflegekräften bekannt vorkommen dürfte und das – oft verbunden mit der erfolglosen Suche nach einer externen Schallquelle – nach kurzer Zeit zumeist von selbst wieder verschwindet. Anders bei Tinnitus. Der medizinische Fachbegriff bezeichnet Ohrgeräusche, die subjektiv empfunden oder objektivierbar über einen längeren Zeitraum bestehen und als Symptom einer gestörten Hörwahrnehmung beschrieben werden, wobei Tinnitus auch mit oder als Vorbote einer Hörschädigung in Erscheinung tritt. Tinnitus (lat. „tinire": klingeln, klimpern oder schellen) kann unabhängig vom Lebensalter, ein- oder beidseitig, akut oder chronisch (länger als drei Monate) mit oder ohne Hörverlust und auch bei gehörlosen, schwerhörigen und ertaubten Menschen auftreten. Obwohl die gemessene Lautstärke der Ohrgeräusche zumeist nur 5–10 dB über der Hörschwelle liegt und damit vergleichsweise gering ist, empfinden betroffene Menschen die Lautheit „ihrer" Ohrgeräusche individuell verschieden, sprich: von leise und wenig störend bis hin zu extrem laut und stark belastend, die Lebensqualität einschließlich das Sprachverständnis beeinträchtigend. Bei einer Vielzahl von Betroffenen besteht zusätzlich eine Geräuschüberempfindlichkeit (Hyperakusis), die – wie der Tinnitus selbst – im pflegerischen Alltag noch weit weniger Beachtung erfährt als Hörschädigungen. Tinnitus bezeichnet ein komplexes, noch nicht gänzlich erforschtes Geschehen, das in unterschiedliche Formen und Schweregrade unterteilt zunehmend mehr Menschen heimsucht und hier – mit dem Ziel, Pflegefachkräfte für die Problematik zu sensibilisieren – zumindest ansatzweise aufgezeigt wird.

6.1 Subjektiver und objektivierbarer (objektiver) Tinnitus

Der subjektive Tinnitus als häufigste Form bezeichnet ein ausschließlich von den Betroffenen zu hörendes Ohrgeräusch, will meinen: Außenstehende Personen nehmen das Geräusch nicht wahr. Bislang mit den gängigen audiologischen Untersuchungsmethoden nicht nachweisbar, wird betroffenen Menschen manchmal unterstellt, sich das Ohrgeräusch nur einzubilden.

Im Gegensatz dazu steht der objektivierbare Tinnitus. Bei dieser sehr seltenen Form (ca. 0,01 % der Fälle) nehmen auch Außenstehende (z. B. Untersuchende) das Ohrgeräusch wahr. Hörbar sind pathologisch verstärkte Körpereigengeräusche unter anderem vaskulären oder muskulären Ursprungs (Hesse 2015, S. 26-27). Um diese Ohrgeräusche nachzuweisen, stehen verschiedene Untersuchungsmethoden wie etwa die Auskultation (mittels Stethoskop), die Ohrmikroskopie oder die Tympanometrie (Messung der Trommelfellbeweglichkeit) zur Verfügung.

6.2 Tinnitus ohne und mit Hörverlust

Tinnitus bei nachweislich intaktem Hörvermögen wird als eher selten und als Folge einer allgemeinen Überreizung/Fehlverarbeitung in der Hörbahn beschrieben.

In den meisten Fällen zeigt sich jedoch das Hörvermögen betroffener Personen mehr oder weniger stark beeinträchtigt, obgleich sich der Hörverlust vielfach der subjektiven Wahrnehmung der Betroffenen entzieht. Beschrieben wird, dass die Frequenz des Tinnitus fast immer der des größten Hörverlustes entspricht (Hesse 2015, S. 27).

6.3 Kompensierter und dekompensierter Tinnitus

Die überwiegende Zahl der von Tinnitus betroffenen Menschen registrieren das Ohrgeräusch, empfinden es jedoch nicht oder nur selten als störend, vermögen es teilweise sogar auszublenden. Da kein bis ein noch hinzunehmender Leidensdruck besteht, beeinträchtigt der Tinnitus kaum die Lebensqualität. Hesse zu Folge beruht die Kompensation des Tinnitus auf normalen Gewöhnungsprozessen in der Hörverarbeitung.

Bei etwa 2 % der Betroffenen versagen die Kompensationsmechanismen, der Tinnitus entgleist (dekompensiert). Das Ohrgeräusch gewinnt in allen Lebensbereichen Oberhand, die stetige Präsenz wird als belastend bis hin zu quälend empfunden und beeinträchtigt die Lebensqualität in zum Teil gravierendem Ausmaß. (Hesse 2015, S. 27)

6.4 Schweregradeinteilung des Tinnitus

Vergleichbar der Schwerhörigkeit werden auch bei Tinnitus verschiedene Schweregrade unterschieden. ◘ Tab. 6.1 zeigt die Einteilung nach Biesinger et al. gemäß der AWMF-S3-Leitlinie Chronischer Tinnitus der Deutschen Gesellschaft für Hals-Nasen-Ohren-Heilkunde, Kopf- und Hals-Chirurgie e. V. (DGHNO-KHC) (S3 Leitlinie Chronischer Tinnitus, S. 103–104, 2021). Sie nimmt Bezug auf die Auswirkungen von Tinnitus im privaten und beruflichen Lebensbereich und kann

◘ **Tab. 6.1** Schweregrade von Tinnitus nach Biesinger et al. gemäß AWMF-S3-Leitlinie Chronischer Tinnitus der DGHNO-KHC, S. 103–104. (Eigene Darstellung)

Schweregradeinteilung des Tinnitus		
Grad 1	Der Tinnitus ist gut kompensiert, kein Leidensdruck	kompensierter Tinnitus
Grad 2	Der Tinnitus tritt hauptsächlich in Stille in Erscheinung und wirkt störend bei Stress und Belastungen	
Grad 3	Der Tinnitus führt zu einer dauernden Beeinträchtigung im privaten und beruflichen Bereich. Es treten Störungen im emotionalen, kognitiven und körperlichen Bereich auf	dekompensierter Tinnitus
Grad 4	Der Tinnitus führt zur völligen Dekompensation im privaten Bereich, Berufsunfähigkeit	

im Pflegealltag zu einem besseren Verständnis bezüglich der Belastung betroffener Patient:innen beitragen.

6.5 Ursachen/Auslöser

Die Ursachen/Auslöser für Tinnitus sind vielfältig und noch nicht abschließend erforscht. Beschrieben wird, dass etwa Cerumen im äußeren Gehörgang oder Mittelohrerkrankungen wie Otosklerose oder akute/chronische Otitis media sowie chronische Lärmbelastung, Knalltraumata oder degenerative Prozesse, welche die Leistungsfähigkeit der Cochlea beeinträchtigen, Tinnitus auslösen können. Auch im Verlauf der Hörbahn kann Tinnitus entstehen, beispielsweise durch Tumore wie das Vestibularisschwannom, Entzündungen oder apoplektische Herde. Tinnitus zeigt sich zudem bei hoher Stressbelastung, im Rahmen von Hörstürzen und Morbus Menière. Darüber hinaus können Hörminderung und Tinnitus als Begleitsymptome so mancher internistischen oder Autoimmunerkrankung zutage treten. Bekannt ist überdies, dass Drogen wie Kokain oder Heroin Tinnitus auslösen. Zudem wird auch einigen Medikamenten eine Tinnitus hervorrufende Nebenwirkung zugesprochen (s. ▶ Kap. 7) (Hesse 2015, S. 29–36).

6.6 Prävalenz

Diesbezüglich sei hier die repräsentative Studie der Deutschen Tinnitus-Liga e.V. aus dem Jahr 1999 angeführt. Ihr zufolge betrug die Prävalenz für akuten und chronischen Tinnitus 3,9 %. Bedeutet: Zum Erhebungszeitpunkt gaben knapp 4 Mio. der in Deutschland lebenden Menschen (älter als 10 Jahre) an, von Tinnitus betroffen zu sein. 10 Mio. Erwachsene offenbarten, Tinnitus einmal jährlich zu erleben. Etwa 2,7 Mio. Bundesbürger waren von chronischem Tinnitus betroffen, die jährliche Inzidenz (Anzahl der Neuerkrankungen) wird in der Studie mit einer Rate von 0,33 %, sprich ca. 250.000 neuen Fällen beziffert. Bei 44 % der Betroffenen bestand zusätzlich zum Tinnitus eine Hyperakusis.

Literatur

Hesse, G. (2015). Apparative Tinnitustherapie und Hörgeräte. In: Tinnitus; 2. überarbeitete und erweiterte Auflage, S. 25–36, Georg Thieme Verlag KG, Stuttgart

Deutsche Tinnitus Liga (1999). Repräsentative Studie, In: Tinnitus Selbsthilfe Kulmbach https://www.tinnitus-selbsthilfe-kulmbach.de/tinnitus/ – letzter Zugriff 08.02.2025

AWMF-Leitlinienregister. S3-Leitlinie Chronischer Tinnitus, AWMF-Register-Nr. 017/064, Stand September 2021, S. 103–104, Hrsg.: Deutsche Gesellschaft für Hals-Nasen-Ohren Heilkunde, Kopf- und Halschirurgie e.V. (DGHNO-KHC). https://register.awmf.org/assets/guidelines/017-064l_S3_Chronischer_Tinnitus_2021-09_1.pdf – letzter Zugriff 08.02.2025

Weiterführende Literatur

Hesse, G. (2015). „Hörsturz und Tinnitus ganzheitlich betrachten" In: Heilberufe, das Pflegemagazin, Ausgabe 10, 67 Jahrgang, S. 34–36, Springer Medizin, Urban & Vogel GmbH, 14197 Berlin

Ototoxizität – eine unerwünschte Arzneimittelwirkung

Inhaltsverzeichnis

7.1 Aspirin – 50

7.2 Furosemid – 50

7.3 Chemotherapeutika – 50

7.4 Gentamycin und Streptomycin – 50

7.5 Chinin – 51

Literatur – 51

© Der/die Autor(en), exklusiv lizenziert an Springer-Verlag GmbH, DE, ein Teil von Springer Nature 2025
M. Decker-Maruska, *Hörschädigung im Pflegealltag*, https://doi.org/10.1007/978-3-662-71237-5_7

Als professionell Pflegende fällt unter anderem die Beobachtung der Patientinnen und Patienten hinsichtlich Wirkung und Nebenwirkung einer ärztlich verordneten Medikation in unseren Aufgabenbereich. Obgleich von einer gewissen Anzahl hörender sowie hörgeschädigter Patient:innen thematisiert, stehen Hörminderung und/oder Tinnitus als Anzeichen einer Ototoxizität (das Gehör schädigenden Wirkung) vergleichsweise selten auf unserem „Zettel" der unerwünschten Arzneimittelwirkungen (UAW). Um für solche Fälle besser gewappnet zu sein, nachfolgend die Auflistung einiger prominenter Medikamente, denen eine ototoxische Nebenwirkung nachgesagt wird (angelehnt an Maurer 2016).

7.1 Aspirin

Beginnen wir mit Acetylsalizylsäure, besser bekannt als ASS oder Aspirin. Das häufig angewendete Medikament kann, über einen längeren Zeitraum in sehr hoher Dosierung (2–3 g täglich) verabreicht, neben Tinnitus auch eine Hörbeeinträchtigung auslösen. Diese zeigen sich nach Absetzen des Medikamentes jedoch immer reversibel. 100 mg ASS täglich, wie etwa nach arteriellen Gefäßoperationen (z. B. Venenbypass oder Stentimplantation) üblich, oder die gelegentliche Einnahme einer Aspirintablette, „um den Kater zu bekämpfen", wirken sich hingegen nicht hörschädigend aus.

7.2 Furosemid

Nicht weniger prominent: Furosemid, eines der Schleifendiuretika, die heute als Standardtherapie etwa bei arterieller Hypertonie oder Niereninsuffizienz zum Einsatz kommen. Eine passagere (vorübergehende) ototoxische Wirkung kann hier, unter anderem bei zu schneller i.v.-Gabe, auftreten.

7.3 Chemotherapeutika

Auch Chemotherapeutika können in Einzelfällen eine Hörminderung, seltener Tinnitus hervorrufen. Dies gilt besonders für die bei zahlreichen Tumorarten eingesetzte cisplatinbasierte Chemotherapie. Die durch Cisplatin hervorgerufene irreversible und bilateral auftretende Hörschädigung ist wissenschaftlich belegt.

7.4 Gentamycin und Streptomycin

Ebenfalls belegt: Die hörschädigende Wirkung von Aminoglykosidantibiotika wie Gentamycin und Streptomycin. Hier können erste Anzeichen einer hörschädigenden Wirkung bereits ca. 4 Stunden nach intravenöser Antibiotikagabe in

Form von Tinnitus auftreten. Zumeist aber zeigen sich Symptome erst nach mehreren Verabreichungstagen oder in Abhängigkeit von der Therapiedauer erst nach Absetzen des Medikaments. Die hervorgerufene Hörschädigung ist irreversibel.

7.5 Chinin

Als erwiesen gilt auch die Ototoxizität des Antimalariamittels Chinin, dessen Einnahme Hörstörungen, Tinnitus und Schwindel verursachen kann. So wird beschrieben, dass eine Therapie mit der gängigen Tagesdosis von 1,5–2 g Chinin eine Einschränkung der Hörwahrnehmung, vergleichbar dem Hören mit eingesetzten Schaumstoffohrstöpseln, verursachen kann. Diese Wahrnehmungseinbuße zeigt sich jedoch vollständig reversibel.

Empfehlung:

Vor diesem Hintergrund ist der frühzeitigen pflegefachlichen Identifikation ototoxischer Auswirkungen ein hoher Stellenwert beizumessen, nicht zuletzt um ggf. das auslösende Medikament zeitnah (ärztlicherseits) absetzen zu lassen. Zudem anzuraten: Vor der Anwendung stark hörschädigender Medikamente wie Cisplatin und Aminoglykosiden den zuständigen Arzt darauf hinweisen, eine audiometrische Testung anzuordnen. Dies gilt besonders für Patient:innen mit einer vordiagnostizierten Hörschädigung.

Sensibilisiert für die Problematik, sollte dennoch nicht vergessen werden, dass (Zitat Hesse, 2015): „... Ototoxizität als Medikamentennebenwirkung weit seltener ist als – nicht zuletzt auf Beipackzetteln – vermutet".

Literatur

Maurer, F. (2016). Ototoxische Arzneistoffe, Gefahr für Ohr und Gleichgewicht. Pharmazeutische Zeitung online. Ausgabe 22/2016. Hrsg.: ABDA - Bundesvereinigung Deutscher Apothekerverbände e. V. Verlag: Avoxa – Mediengruppe Deutscher Apotheker GmbH. Eschborn. https://www.pharmazeutische-zeitung.de/ausgabe-222016/gefahr-fuer-ohr-und-gleichgewicht/ – letzter Zugriff 09.02.2025

Hesse, G. (2015). Tinnitus als Nebenwirkung von Medikamenten. In: Tinnitus; 2. Überarbeitete und erweiterte Auflage. S. 35–36, Georg Thieme Verlag KG. Stuttgart. ISBN 978-3-13-147802-3

Hörschädigungen und Tinnitus wirken sich aus

Inhaltsverzeichnis

8.1 Auswirkungen von Tinnitus, grob skizziert – 54

8.2 **Auswirkungen von Hörschädigungen – 54**
8.2.1 Physische Auswirkungen – 55
8.2.2 Psychische Auswirkungen – 55
8.2.3 Soziale Auswirkungen – 55
8.2.4 Kognitive Auswirkungen – 56
8.2.5 Sensorische und soziale Deprivation als weitere Auswirkungen – 57

Literatur – 58

© Der/die Autor(en), exklusiv lizenziert an Springer-Verlag GmbH, DE, ein Teil von Springer Nature 2025
M. Decker-Maruska, *Hörschädigung im Pflegealltag*, https://doi.org/10.1007/978-3-662-71237-5_8

Die mit einer Hörschädigung eingehergehende Einschränkung/Verlust der lautsprachlichen Kommunikationskompetenz torpediert die physische, psychische, soziale und kognitive Gesundheit betroffener Menschen und schmälert deren Lebensqualität in vielfältiger Art und Weise ebenso wie Tinnitus. Bevor die vorab genannten Auswirkungen sowie die Begriffe soziale und sensorische Deprivation erläutert werden, der Hinweis: Das Ausmaß der Folgen/Auswirkungen gestaltet sich individuell unterschiedlich und ist abhängig von Art und Ausprägung der Hörschädigung/des Tinnitus, dem Lebensalter bei Beginn des einschränkenden Ereignisses sowie der Fähigkeit, Bewältigungsstrategien zu entwickeln und umzusetzen.

8.1 Auswirkungen von Tinnitus, grob skizziert

Menschen mit chronifiziertem Tinnitus Grad 3 und 4 beklagen unter anderem Konzentrationsstörungen, Schlafstörungen (zumeist Einschlafprobleme), Kopfschmerzen, den (zeitweisen) Verlust des Selbstvertrauens und Ängste sowie Schmerzen und depressive Phasen bis hin zu suizidalen Gedanken, um „endlich von dem quälenden Ohrgeräusch befreit zu sein". Des Weiteren beschreibt eine gewisse Anzahl von Tinnituspatient:innen ein beeinträchtigtes Sprachverständnis, da sie das Ohrgeräusch als „alles übertönend" empfinden. Die vorgenannten psychischen und körperlichen Problematiken bedingen darüber hinaus die sozialen Auswirkungen. Diese spiegeln sich z. B. in einer Verringerung von sozialen Aktivitäten und interpersonellen Kontakten, einem problembehafteten Privat- und/oder Berufsleben sowie in allgemeinem Rückzug und Isolation (s. soziale Deprivation, ▶ Abschn. 8.2.5) wider. Ludwig van Beethoven, einer der berühmten Tinnitusbetroffenen, klagte in einem Brief an seinen Freund Dr. Franz Gerhard Wegeler: „… nur meine Ohren, die sausen und brausen Tag und Nacht fort, … ich bringe mein Leben elend zu".

Der Komponist litt neben Tinnitus seit dem 28. Lebensjahr an einer zunehmenden Schwerhörigkeit und ertaubte letztlich vollständig. Welche Qual die Einbuße des Hörvermögens nebst Tinnitus für den genialen Tondichter bedeutete, offenbart van Beethoven im „Heiligenstädter Testament" (Deutscher Schwerhörigenbund e. V. o. J.), einem im Jahr 1802 verfassten Brief an seine Brüder.

8.2 Auswirkungen von Hörschädigungen

Mit den dort in so eindringlicher Weise beschriebenen Folgen müssen sich schwerhörige, ertaubte und gehörlose Menschen auch heutzutage auseinandersetzen. In unserem von der gesprochenen Sprache dominierten Alltag stellt – wie bereits mehrfach erwähnt – die Einschränkung/der Verlust der lautsprachlichen Kommunikationskompetenz eine der wohl schwerwiegendsten Folgen von Hörschädigungen dar. Das „Stetige auf der Hut sein alles richtig mitzubekommen, um angemessen zu reagieren/zu antworten" bedeutet „Stress und Anspannung pur und das tagtäglich, im Beruf, zu Hause, in der Freizeit – eben immer und überall", kommentiert eine schwerhörige Freundin ihr Kommunikationserleben.

8.2.1 Physische Auswirkungen

Exemplarisch hierfür stehen eine schnellere Ermüdbarkeit, Erschöpfungszustände, Kopfschmerzen und Muskelverspannungen (vorzugsweise im HWS- und Schulterbereich) sowie Schlaf- und/oder Essstörungen. Hinzu kommt oftmals Schwindel, nicht selten begleitet von Gangunsicherheit, welche in der Eingrenzung des Bewegungsradius münden kann. Wissenschaftlich belegt ist zudem ein erhöhtes Sturzrisiko bei Schwerhörigkeit im höheren Lebensalter (Lin und Ferrucci 2012).

8.2.2 Psychische Auswirkungen

Diese können sich etwa in Unsicherheit, Selbstzweifeln, vermindertem Selbstvertrauen, beeinträchtigter Konzentration, gesteigertem Misstrauen, Nervosität und verstärkter Reizbarkeit, Antriebsarmut, verminderter Motivation sowie Angstzuständen äußern. Schwerhörige Personen berichten darüber hinaus nicht selten, sich wegen ihres Hörproblems zu schämen, denn: „Um richtig zu verstehen, muss ich oft drei-, viermal bitten, das eben Gesagte zu wiederholen. Ist schon peinlich, besonders wenn ich dann, weil ich immer noch nicht richtig verstanden habe, eine unpassende Antwort gebe oder falsch reagiere und alle lachen. Die meinen es ja nicht böse, aber für mich ist das schlimm und ich schäme mich dann", erzählte eine 75-jährige Patientin. Schambesetzt ist darüber hinaus nach wie vor und quer durch alle Altersgruppen das Tragen von Hörgeräten, denen sich ▶ Kap. 12 eingehender widmet. Zudem beschreiben hörgeschädigte Menschen oft ein Gefühl von Trauer sowohl betreffend das eingeschränkte/verlorene Hörvermögen als auch die Beeinträchtigung/den Verlust der lautsprachlichen Kommunikationskompetenz. Studien zufolge zeigt sich bei schwerhörigen Menschen ein erhöhtes Depressionsrisiko, wobei Personen zwischen 18 und 69 Jahren als am stärksten gefährdet beschrieben werden (Nachtegaal et al. 2009; Li et al. 2014).

8.2.3 Soziale Auswirkungen

Mit der wohl gravierendsten Folge einer Hörschädigung, der Beeinträchtigung/ dem Verlust der Fähigkeit, lautsprachlich zu kommunizieren, eng verknüpft zeigen sich die sozialen Auswirkungen. Sie äußern sich etwa in verminderten sozialen Aktivitäten und verringerten sozialen Kontakten bis hin zum Rückzug aus dem gesellschaftlichen/familiären Miteinander und der völligen Isolation. Nicht nur ältere und hochaltrige hörgeschädigte und/oder von Tinnitus betroffene Menschen sehen in der dauerhaften gesellschaftlichen Abkehr oft die einzige Möglichkeit, sich den „Hör- und Verstehensanstrengungen" des kommunikativen Miteinanders zu entziehen sowie deren physische und/oder psychische Auswirkungen zu reduzieren. Der Verlust sozialer Interaktion charakterisiert eine weitere schwerwiegende Folge von Hörschädigung (Richtberg 1991).

Dies beschreibt auch ein Zitat, welches die einen dem deutschen Philosophen Immanuel Kant und andere der taubblinden Amerikanerin Helen Keller zuordnen, treffend mit den Worten: „Nicht [oder schlecht] sehen können, trennt den Menschen von den Dingen, nicht [oder schlecht] hören können trennt den Menschen vom Menschen." Wer das Originalzitat kennt, die/der wird über das „oder schlecht" in den eckigen Klammern stolpern. Zurecht, denn die Zitaterweiterung entstammt meiner Feder, um zu verdeutlichen: „Schlecht hören können" im Sinne des eingeschränkten Hörvermögens bei Schwerhörigkeiten hat in einer lautsprachlich geprägten Lebenswelt den nahezu gleichen Effekt auf die soziale Beziehungsgestaltung wie „nicht hören können" im Sinne eines vollständigen Hörverlustes (bei Spätertaubung und Gehörlosigkeit). Hierbei zu bedenken: Für hörgeschädigte, in DGS kommunizierende und „in zwei Welten" lebende Menschen trifft das Zitat für deren Leben in der „lautsprachlich geprägten (hörenden) Welt" zu, nicht aber für deren Leben in der „gebärdensprachlich orientierten (gehörlosen) Welt".

8.2.4 Kognitive Auswirkungen

Schwerhörigkeiten und deren Auswirkungen auf die kognitive Leistungsfähigkeit im Sinne einer Demenz stellen ein komplexes Forschungsgebiet dar und sind Thema zahlreicher wissenschaftlicher Studien. Da nicht alle hier aufgeführt werden können, nachfolgend eine Auswahl älterer Studien nebst ihren Ergebnissen, um ansatzweise die (nicht selten unterschätzte) Brisanz der Problematik vor Augen zu führen. Bereits 1989 legte eine Untersuchung den statistischen Zusammenhang zwischen Schwerhörigkeit und Demenz dar (Uhlmann et al.). Das Ergebnis einer Studie aus dem Jahr 2007 beschreibt, dass Schwerhörigkeit einer demenziellen Entwicklung Vorschub leisten und bereits vorhandene, etwa im Anfangsstadium einer Demenz vorliegende Defizite verstärken kann, da Schwerhörigkeit einen unabhängigen relativen Risikofaktor darstellt (Pouchain, Dupuy et al. 2007).

Einer weiteren Studie zufolge ist das Risiko, an einer Demenz zu erkranken, bei leichter Hörminderung zweifach, bei mittlerer Schwerhörigkeit dreifach und bei einer schweren Hörbeeinträchtigung bis zu fünffach erhöht (Lin et al. 2011b). Andere Untersuchungsergebnisse weisen darauf hin, dass schwerhörige Menschen eine schlechtere kognitive Leistung aufweisen und häufiger an Demenz erkranken als Menschen mit intaktem Hörvermögen (exemplarisch hierfür Lin et al. 2013). Darüber hinaus ist anhand von MRT-Aufnahmen eine beschleunigte Atrophie (Schrumpfung) des Gesamtvolumens der Hirnmasse und des, unter anderem für die Sprachverarbeitung verantwortlichen, rechten Temporallappens nachgewiesen.

8.2.5 Sensorische und soziale Deprivation als weitere Auswirkungen

Deprivation, eines der „großen Pflegethemen" unserer Zeit, steht für den Verlust/ den Entzug/das Vorenthalten von Sinnesreizen sowie körperlicher und emotionaler Zuwendung. Allerdings erfährt eine auditive Leistungsminderung/-verlust oder Tinnitus als möglicherweise verursachender Faktor in diesem Kontext eine vergleichsweise geringe Beachtung. Mit dem Ziel, diesbezüglich zu sensibilisieren, nachfolgend ein kurzer Blick auf die soziale und die sensorische Form der Deprivation.

- **Sensorische Deprivation**

Die kurzzeitige Abschottung von unserer reizüberfluteten Umwelt übt vielfach einen entspannenden und erholsamen Effekt auf die Gesamtbefindlichkeit aus. Längerfristige/andauernde Isolation bringt jedoch ein permanent verringertes Aufkommen/Angebot von sensorischen, sprich akustischen, visuellen, olfaktorischen, gustatorischen und haptischen Sinneseindrücken mit sich. Der Fachbegriff hierfür lautet: sensorische Deprivation. Eine schwerhörige 90-jährige Dame stellte hierzu fest: „Als Schwerhörige bin ich dann ja quasi „doppelt" sensorisch [hier akustisch] depriviert, da ich wegen meines Hörproblems per se schlechter hören kann [im Sinne von eingeschränkter akustischer Wahrnehmung] und dann bekomme ich auch noch weniger Input von außen." Spitzbübisch lächelnd fügte sie noch hinzu: „Und dreifach in der Coronazeit, da verstanden wir alle – Schwerhörige, Gehörlose oder Ertaubte – wegen der Maske noch viel weniger, auch weil die nicht durchsichtig war und den Mund verdeckt. Selbst Guthörende, wie Sie, mussten da öfter nachfragen, um richtig zu verstehen, oder?"

Wohl wahr, denn: In dieser Zeit beschreiben viele gut hörende Kolleg:innen plötzlich das Gefühl, mit Maske – fachlich korrekt medizinischer Mund-Nasen-Schutz genannt – „schlechter" hören zu können, empfinden Gespräche oder Telefonate als „irgendwie schwierig" und zeigen sich „genervt" von häufigerem Miss- oder Nichtverstehen und vermehrtem Nachfragen. Die Hypothese, dass mit dieser „Selbsterfahrung" eine veränderte Wahrnehmung von Schwerhörigkeit, Ertaubung und Gehörlosigkeit und deren Folgen für das kommunikative zwischenmenschliche Miteinander Einzug in den Pflegealltag hält, ist bis heute zumeist unbestätigt. Weitere Erläuterungen hierzu und dem Aspekt der „mundverdeckenden Maske" finden sich in ▶ Kap. 10 „Kommunikationsprobleme mit hörgeschädigten Patient:innen meistern".

- **Soziale Deprivation**

Der Weg in die vollständige Isolation vollzieht sich zumeist schleichend, wobei ältere und hochaltrige hörgeschädigte oder von Tinnitus betroffene Menschen ein erhöhtes Gefährdungspotenzial aufweisen. Hierbei offenbaren jedoch die wenigsten schwerhörigen Menschen ihre problembehaftete Kommunikation als Rückzugsgrund. So werden gemeinschaftliche Aktivitäten wie etwa Wandern oder Kegeln beispielsweise wegen Knieschmerzen oder die Teilnahme an familiären/gesellschaftlichen Festivitäten aufgrund „zu vieler Geräuscheindrücke" abgesagt. Die zu Beginn des Geschehens gelegentlichen Absagen häufen sich mit zunehmendem Rückzugsverlauf und bestehen schlussendlich andauernd.

Doch nicht immer ist die Isolation selbst gewählt, sie kann im klinischen Setting sowie in der stationären und ambulanten Langzeitpflege auch medizinisch indiziert sein. Exemplarisch und in höchst ausgeprägter Art und Weise steht hierfür die Coronazeit mit Angehörigenbesuchsverbot und „hauchdünner" personeller Besetzung in allen pflegefachlichen Aktionsbereichen. Dabei konnten wir Pflegekräfte der auf ein Minimum reduzierten sozialen Interaktion – obwohl wir uns nach Kräften bemühten – nur bedingt entgegenwirken. Ob nun selbst gewählt oder medizinisch indiziert, längerfristige oder andauernde Isolation resultiert in einem Mangel/dem Verlust sozialer Stimuli und Interaktion, beschrieben mit dem Fachbegriff der sozialen Deprivation.

▪ **Mögliche Verhaltensäußerungen bei Stimulationsmangel oder -verlust**

Unzureichende bzw. fehlende soziale und sensorische Stimulation öffnen einem von vermehrtem Desinteresse sowie verstärkter Langeweile gekennzeichneten Verhalten Tür und Tor. Zudem geht der Mangel oder der Verlust dieser Stimuli mit einer verminderten Belebung der kortikalen Aktivität (vgl. ▶ Kap. 4, Aktivierungsfunktion) einher, was betroffene Patient:innen unter anderem unkonzentriert, unaufmerksam, lustlos und antriebsgemindert erscheinen lässt. Spitzt sich die sensorische Unterversorgung zu, reagiert das Gehirn mit der Anordnung zur Selbststimulation, die sich akustisch, motorisch oder optisch äußern kann. Hierfür typisch und sicher bekannt etwa das ständige Rufen desselben Wortes wie „Hallo", Klopfen mit Gegenständen auf den Tisch, Singen oder Summen, Nesteln an Kleidung oder Bettdecke, Schaukelbewegungen des Oberkörpers sowie optische Halluzinationen (Wahrnehmung von nicht real existierenden Dingen) (Richter 2003).

Literatur

Deutscher Schwerhörigenbund e. V (o. J.). Heiligenstädter Testament. In: DSB Ratgeber Nr. 1. S. 26–29. https://schwerhoerigen-netz.de – letzter Zugriff 10.02.2025

Lin FR, Ferrucci L (2012) Hearing Loss and Falls Among Older Adults in the United States. In: Archives of Internal Medicine 172, S. 369–371, https://doi.org/10.1001/archinternmed.2011.728

Nachtegaal J, Smit JH, Smits C, Bezemer PD, van Beek JHM, Festen JM, Kramer SE (2009) The Association Between Hearing Status and Psychosocial Health Before the Age of 70 Years: Results From an Internet-Based National Survey on Hearing. In: Ear and Hearing 30, S. 302, https://doi.org/10.1097/AUD.0b013e31819c6e01

Li CM, Zhang X, Hoffman HJ, Cotch MF, Themann CL, Wilson MR (2014) Hearing Impairment Associated With Depression in US Adults, National Health and Nutrition Examination Survey 2005–2010. In: JAMA Otolaryngology – Head & Neck Surgery 140, S. 293–302, https://doi.org/10.1001/jamaoto.2014.42

Uhlmann RF, Larson EB, Rees TS et al. (1989) Relationship of hearing impairment to dementia an cognitive dysfunction in older adults. JAMA 261:1916–1919 https://doi.org/10.1001/jama.1989.03420130084028

Lin FR, Metter EJ et al. (2011b) Hearing loss and incident dementia. In: Archives Of Neurology 68, S. 214–220, https://doi.org/10.1001/archneurol.2010.362

Lin FR, Yaffe K, et al. (2013) Hearing Loss and Cognitive Decline in Older Adults. In: JAMA Internal Medicine 173, https://doi.org/10.1001/jamainternmed.2013.1868

Pouchain, D., Dupuy, C., San Jullian, M. et al (2007): La presbyacousie est-elle un facteur de risque de démence? Etude AcouDem. L Revue de Gériatric2007; 32:439-445

Richter E (2003). Demenz und Schwerhörigkeit – Möglichkeiten gezielter pflegetherapeutischer Maßnahmen in der ganzheitlichen Pflege und Betreuung von schwerhörigen an Demenz Erkrankten – S. 13. https://www.schwerhoerigen-netz.de/fileadmin/user_upload/dsb/Dokumente/Information/Service/Facharbeiten/Demenz_und_Schwerhoerigkeit.pdf – letzter Zugriff 24.02.2025

Richtberg W. (1991), Hörschädigung aus psychosozialer Sicht. Vortrag. Patientenseminar Baumrainklinik Bad Berleburg

Weiterführende Literatur

Kupferberg A, Frühholz F (2019). Hörminderung im Alter führt zu kognitiven Leistungseinbußen. Fachzeitschrift Hörakustik. 01/2019 https://koj.training/2019/05/23/hoerminderung-im-alter-fuehrt-zu-kognitiven-leistungseinbußen

Schwerhörigkeit im Alter und Demenz: Verwechslung nicht ausgeschlossen

Inhaltsverzeichnis

9.1 Sorge nicht unbegründet – 62

9.2 Verhaltensmuster erschweren die Zuordnung – 63

9.3 Begrenzte Kommunikationsfähigkeit als Ursache – 63

9.4 Schwerhörigkeit im Alter und Demenz im Doppelpack – 64

9.5 Vorbeugung ist besser als Fehleinschätzung – 64

9.6 Weitere Gemeinsamkeiten von Schwerhörigkeit und Demenz – 64

Literatur – 65

Während die professionelle Pflege in all ihren Aktionsbereichen in den letzten Jahren verstärkt auf die demenziellen Erkrankungen fokussiert, finden Hörschädigungen wie die Schwerhörigkeit im Alter nebst ihren Auswirkungen nur zögerlich Eingang in deren Denken und Handeln. So treibt insbesondere ältere schwerhörige Patientinnen und Patienten die stete Sorge um, „für dement gehalten zu werden", denn: „Schwerhörig oder taub zu sein, heißt, mit der ständigen Unsicherheit darüber zu leben, ob man andere [hier professionell Pflegende] richtig verstanden hat, ob man von anderen richtig verstanden worden ist oder das eigene Missverstehen von anderen auch richtig gedeutet wird, nämlich als Zeichen eines Hörproblems und nicht eines Intelligenzmangels" (Richtberg 1991). Bevor wir uns dieser Sorge, typischen und die Zuordnung erschwerenden Verhaltensmustern, der Kommunikationsbeeinträchtigung als mögliche Verhaltensursache sowie dem parallelen Auftreten beider Entitäten und einer Fehleinschätzung vorbeugenden Strategie zuwenden, ist es unerlässlich, das bedeutsamste Unterscheidungsmerkmal von Schwerhörigkeit und Demenz aufzuzeigen (Lerch, Decker-Maruska 2011):

Bei einer Schwerhörigkeit liegt primär keine pathologische Störung der kognitiven Leistungsfähigkeit im Sinne einer Demenz vor!

Jedoch kann eine Schwerhörigkeit einer Demenz Vorschub leisten (Pouchain et al. 2007), wobei mittlerweile diskutiert und erforscht wird, ob eine frühzeitige Versorgung mit Hörsystemen dem entgegenwirken kann.

9.1 Sorge nicht unbegründet

Die zu Beginn beschriebene Sorge älterer schwerhöriger Patient:innen ist nicht unbegründet. Erfahrungsgemäß zeigt sich das Phänomen der „Verwechslung" von Schwerhörigkeit im Alter und Demenz (nicht nur) im Pflegealltag keinesfalls selten.

Mitverantwortlich für die Misere: Eine zumeist vorherrschende Unkenntnis beruflich Pflegender in Bezug auf die parallelen Verhaltensmuster schwerhöriger und demenziell erkrankter Menschen. So assoziieren Pflegekräfte etwa inadäquates Agieren und Reagieren vorrangig mit demenziellen Erkrankungen, kommunizieren diese Erkenntnis ins Pflegeteam und bei Arztvisiten. Eine Schwerhörigkeit als verhaltensverändernder Faktor bleibt in der Regel unbeachtet und resultiert nicht selten in der Verdachtsdiagnose Demenz. Die Annahme, dieser Verdacht sei mittels (gängiger) kognitiver Testverfahren leicht widerlegbar, entpuppt sich jedoch als unzutreffend. Auch hier bleibt eine hörminderungsbedingt eingeschränkte Kommunikationsfähigkeit im Rahmen der Testung in der Regel unberücksichtigt und nur selten finden die Testverfahren unter hörschädigungsgerechten Bedingungen statt.

9.2 Verhaltensmuster erschweren die Zuordnung

Dem „Verwechslungsphänomen" zugrunde liegt das vielfach identische, für die Umwelt nicht selten befremdlich anmutende Interaktionsverhalten auditiv und kognitiv leistungsgeminderter Patient:innen. Klassische Beispiele für diese „Verhaltensauffälligkeiten" finden sich im unpassenden, verlangsamten oder fehlenden Reagieren auf Handlungsanweisungen, in einer reduzierten Mitarbeit, verminderter Kooperationsbereitschaft, gehäuft auftretenden Missverständnissen sowie dem Rückzug aus dem Pflegegeschehen. Weitere beiden Entitäten gemeinsame Verhaltensmuster spiegeln sich in Antriebsarmut, verminderter Aufmerksamkeit, leichter Ablenkbarkeit, mangelnder Kommunikationsinitiation, reduzierter Konzentrationsfähigkeit, Monologisieren, Affektlabilität, Inkohärenz, Fremdaggression, Desorientierung, wahnhaftem Erleben und Leidensdruck wider (Decker-Maruska et al. 2011). Neben der Fehlbeurteilung der geistigen Fähigkeit gefährden die aufgezeigten identischen Verhaltensmuster zudem die korrekte Einschätzung der seelischen und körperlichen Befindlichkeit schwerhöriger (nicht nur) älterer Patientinnen und Patienten.

9.3 Begrenzte Kommunikationsfähigkeit als Ursache

Das zuvor beschriebene „auffällige Verhalten" resultiert sowohl bei der auditiven als auch bei der kognitiven Leistungsminderung aus einer weiteren Gemeinsamkeit: Der Beeinträchtigung der lautsprachlichen Kommunikationskompetenz. Dabei beruht die hörminderungsbedingt eingeschränkte Fähigkeit, sich mittels der gesprochenen Sprache zu verständigen, vorrangig auf einer unvollständigen/fehlerbehafteten Hörwahrnehmung verbaler und paraverbaler Kommunikationsanteile, sprich auf einem „Informationsaufnahmedefizit". In dessen Folge werden lautsprachgebundene Informationsinhalte lediglich anteilig, verfälscht oder gar nicht wahrgenommen, was beispielsweise ein passgenaues Handeln verunmöglicht. Übrigens: Betroffen hiervon sind auch schwerhörige Hörgeräte oder Implantate nutzende Menschen, denn ein Hörgerät/ein Implantat ist kein „Verstehgerät" und kann ein intaktes Hörvermögen nicht ersetzen!

Im Gegensatz dazu basiert die eingeschränkte Kommunikationsfähigkeit bei demenziellen Erkrankungen im Wesentlichen auf einem Verarbeitungs-, Speicherungs- und Abrufdefizit von Informationen. Hier gehen mit fortschreitendem Krankheitsverlauf nicht nur die Erinnerung an Namen, Personen und Ereignisse verloren, sondern nach und nach auch die Fähigkeit, Worten und Begriffen eine Bedeutung zuzuordnen. Den betroffenen Personen fällt es daher zunehmend schwerer, lautsprachliche und situative Zusammenhänge zu „begreifen" oder aber in lautsprachgebundenen Aussagen und dem Verhalten des Kommunikationspartners eine Sinnhaftigkeit zu erkennen (Lerch, Decker-Maruska 2011, Decker-Maruska et al. 2011).

9.4 Schwerhörigkeit im Alter und Demenz im Doppelpack

Die erhöhte Prävalenz von Schwerhörigkeit und Demenz bei der über 70-jährigen Bevölkerung in Deutschland lässt vermuten, dass eine gewisse Anzahl von Personen dieser Altersgruppe im Sinne einer Komorbidität sowohl auditiv als auch kognitiv leistungsgemindert ist. Bestätigung findet die Hypothese in einer Erhebung aus dem Jahr 2008. Der Studie zufolge liegt bei 32 % der über 70-jährigen geriatrischen Patientenklientel zeitgleich zur Schwerhörigkeit auch eine Demenz vor (Lerch, Decker-Maruska 2008). In diesen Fällen potenzieren sich die beiden Entitäten sowohl im Ausmaß der eingeschränkten Kommunikationskompetenz als auch der daraus resultierenden Verhaltensauffälligkeiten (Uhlmann et al. 1989), was die Brisanz der Problematik erheblich verschärft.

9.5 Vorbeugung ist besser als Fehleinschätzung

Um der vorbeschriebenen Verwechslung von Schwerhörigkeit mit Demenz, sprich einer „hörminderungsbedingten Pseudodemenz" entgegenzuwirken, bedarf es allem voran eines diesbezüglichen Problembewusstseins seitens der professionell Pflegenden. Hilfreich ist darüber hinaus eine langjährig erprobte und bewährte Strategie: Gehen Sie als Pflegekraft bei über 70-jährigen Patientinnen und Patienten immer von einer vorliegenden Einschränkung des Hörvermögens aus. Gut hörende Personen zeigen für dieses Vorgehen nach kurzer Erklärung deutlich mehr Verständnis, als man denkt. Und schwerhörige Patientinnen und Patienten? Einige werden erleichtert aufatmen, andere mit Empörung reagieren, da, wie bereits erwähnt, insbesondere Seniorinnen und Senioren ihr Hörproblem nur ungern offenbaren. Jedoch legt sich die anfängliche Entrüstung mit der Erläuterung des Hintergrundes sehr schnell, denn: Laut einer weit verbreiteten gesellschaftlichen Meinung gilt ein beeinträchtigtes Hörvermögen als zum „normalen" Alterungsprozess gehörig und wird als weitaus weniger schwerwiegend empfunden als der Verlust der kognitiven Fähigkeit, sprich „den Verstand – dass, was uns als Menschen ausmacht" zu verlieren.

9.6 Weitere Gemeinsamkeiten von Schwerhörigkeit und Demenz

Abschließend sei in diesem Kontext noch ein Augenmerk auf weitere Parallelitäten der beiden Krankheitsbilder gerichtet, deren Kenntnisse sich im Pflegealltag als vorteilhaft erweisen können: Sowohl Schwerhörigkeit als auch demenzielle Erkrankungen werden von betroffenen Menschen zu Beginn oftmals negiert, gestalten sich im Anfangsstadium für Außenstehende nahezu „unsichtbar" und können von Nichtbetroffenen in Bezug auf die Lebens- und Erlebenssituation nicht nachempfunden werden. Zudem vollziehen sich beide „Krankheitsprozesse" schleichend, führen zu einer Verringerung der Lebensqualität und münden in sozialem

Rückzug oder völliger Isolation. Beide Entitäten bringen darüber hinaus neben den bereits aufgezeigten Verhaltensauffälligkeiten auch Veränderungen in Bezug auf die Persönlichkeit und die Stimmung der Betroffenen mit sich, erschweren die Pflege, Behandlung und Betreuung und erfordern ein erhöhtes Maß an Geduld und Verständnis sowie ein spezielles Pflegefachwissen. Eine weitere Gemeinsamkeit verbirgt sich hinter dem Begriff Familienerkrankung. Vergleichbar der Demenz stellt auch die Schwerhörigkeit eine solche dar, denn: Der lautstark röhrende Fernseher, das „ewige" Wiederholen von bereits Gesagtem, die „ein Schubladendasein fristenden" ungenutzten Hörgeräte, das strikte „Verweigern" eines Besuchs beim HNO-Facharzt sowie die „permanenten Unterstellungen", etwas verheimlicht zu bekommen sind für Angehörige vielfach nur schwer auszuhalten, belasten das familiäre Miteinander zum Teil erheblich und können zu massiven innerfamiliären Konflikten führen (Decker-Maruska et al. 2008, Lerch, Decker-Maruska 2016).

> **Wichtig**
> **Besteht der Verdacht auf eine demenzielle Erkrankung, stets den Hörstatus verifizieren** und bei Bedarf auf speziell für Menschen mit Hörschädigungen konzipierte Testverfahren zugreifen (s. ▶ Kap. 11, Hörschädigungsbedingtes Risiko der Fehleinschätzung)

Literatur

Richtberg, W. (1991). Hörschädigung aus psychosozialer Sicht. Vortrag. Patientenseminar Baumrainklinik Bad Berleburg

Decker-Maruska, M. et al. (2008). Demenz und Schwerhörigkeit im Alter – Wenn der Pfleger zum Flegel wird; In: pflegen: Demenz, Nr. 9, S. 46–49, 4. Quartal 2008, Hrsg: Friedrich Verlag, Luisenstraße 9, 30159 Hannover https://www.schwerhoerigen-netz.de/fileadmin/user_upload/dsb/Dokumente/Information/Service/Facharbeiten/Demenz_und_Schwerhoerigkeit_im_Alter.pdf – letzter Zugriff 09.02.2025.

Lerch, M., Decker-Maruska, M. (2011). Fallgrube „Kommunikationsstörung" oder was Demenz und Schwerhörigkeit gemeinsam haben. In: Fachzeitschrift Schnecke – Leben mit Cochlea Implantat und Hörgerät, Nr. 71, S. 12–15, März 2011, 22. Jahrgang, ISSN 1438-6690, Hrsg: Deutsche Cochlea Implantat Gesellschaft (DCIG) file:///C:/Users/mecht/Downloads/Schnecke_Ausgabe_71_Ansicht%20(3).pdf – letzter Zugriff 09.02.2025.

Lerch, M., Decker-Maruska, M. (2008). Dementia and hearing impairment – a cormorbiditiy often overlooked – Poster – EFNS Kongress, Madrid 2008

Decker-Maruska, M., Hofmann, R., Lerch, M. (2011). "Schwerhörigkeit (k)ein Pflegethema?" In: CNE.fortbildung, Ausgabe 5/2011, Hören und Sehen – Menschen mit Sinnesstörungen, Lerneinheit 19, S. 11–15. Hrsg. Decker-Maruska, M., ISSN 2190-3034. Georg Thieme Verlag. Stuttgart 2011

Uhlmann, RF., Larson, EB., Rees, TS. et al. (1989). Relationship of hearing impairment to dementia and cognitive dysfunction in older adults, Jama 1989, 261:1916–1919

Pouchain, D., Dupuy, C., San Jullian, M. et al. (2007). La presbyacousie est-elle un facteur de risque de démence? Etude AcouDem. L Revue de Gériatrie 2007; 32:439–445

Lerch, M., Decker-Maruska, M. (2016). Gefahr der Fehldiagnose durch vielfältige Gemeinsamkeiten. In: Spektrum Hören, S. 43–46, Ausgabe Nr. 3, Mai/Juni 2016, Median-Verlag von Killisch-Horn GmbH, 69126 Heidelberg

Kommunikationsprobleme mit hörgeschädigten Patient:innen meistern

Inhaltsverzeichnis

10.1 Kommunikation: Die wesentlichsten Aspekte – 68

10.2 Kommunikationserleben der Interaktionspartner und Optimierungsbedarf – 70

10.3 Methoden/Strategien der Kommunikation mit hörgeschädigten Menschen – 71

10.3.1 „Lippen ablesen" – 71
10.3.2 Hörtaktik – 72
10.3.3 „Aufschreiben" – 73
10.3.4 Schriftdolmetschen, professionelles „Aufschreiben" mit Rechtsanspruch – 74
10.3.5 Transkriptions-Apps – 76
10.3.6 Deutsche Gebärdensprache (DGS) – 76
10.3.7 Fingeralphabet – 77
10.3.8 Lautsprachbegleitende Gebärde (LBG) – 79
10.3.9 Gebärdensprachdolmetschen – professionelle Übersetzung, ebenfalls mit Rechtsanspruch – 79
10.3.10 Wo kann man DGS erlernen? – 80
10.3.11 Allgemeine Verhaltensregeln – grundsätzlich und immer einhalten – 81

Literatur – 84

© Der/die Autor(en), exklusiv lizenziert an Springer-Verlag GmbH, DE, ein Teil von Springer Nature 2025
M. Decker-Maruska, *Hörschädigung im Pflegealltag*, https://doi.org/10.1007/978-3-662-71237-5_10

Kommunikation im Sinne der zwischenmenschlichen Verständigung gilt als grundlegendes Element pflegefachlichen Handelns und vollzieht sich im berufspraktischen Alltag in der Regel mittels gesprochener Sprache. Deren Funktionalität und somit das Gelingen einer lautsprachlichen Interaktion ist jedoch an bestimmte Ressourcen gebunden. Stehen diese angesichts einer Hörschädigung nur bedingt zur Verfügung, gestaltet sich die lautsprachgebundene Kommunikation zwischen beruflich Pflegenden und betroffenen Patient:innen erfahrungsgemäß problembehaftet, ist bisweilen sogar zum Scheitern verurteilt. In solchen Fällen eine funktionierende zwischenmenschliche Verständigung herbeizuführen, bedarf seitens der professionellen Pflege eines spezifischen Wissens zu geeigneten Kompensationsmechanismen/Kommunikationsformen sowie deren, der individuellen kommunikativen Bedarfslage der hörgeschädigten Klientel entsprechenden, zielgerichteten Anwendung.

Bevor wir uns einer ganzen Reihe geeigneter Methoden und Strategien zur Bewältigung dieser Verständigungsprobleme zuwenden, sei – obgleich davon ausgegangen wird, dass Pflegekräfte im Rahmen der Ausbildung ein differenziertes theoretisches und praktisches Wissen zur Thematik Kommunikation erwerben – ein kurzer rekapitulierender Ausflug zu den wichtigsten Aspekten der Kommunikation aus der Perspektive von Hörschädigungen gestattet. Dem folgt ein Blick auf das pflegealltägliche Kommunikationserleben hörgeschädigter Patient:innen und professionell Pflegender sowie auf die optimierungsbedürftige Kommunikationskompetenz der Letztgenannten.

10.1 Kommunikation: Die wesentlichsten Aspekte

Kommunikation (lat. communicatio: Mitteilung) bezeichnet den Austausch von Informationen/Botschaften zwischen Menschen mit dem Ziel, sich untereinander zu verständigen, wobei mindestens eine Person (Sender) eine Nachricht an mindestens eine weitere Person (Empfänger) übermittelt. Im Pflegealltag erfolgt dieser Nachrichtentransfer, beispielsweise zwischen dem Sender Pflegekraft und dem Empfänger Patient:in, regelhaft mittels der gesprochenen Sprache. Ein ebenso effektives wie effizientes Transportmittel, allerdings auch ausgesprochen störungsanfällig und nur unter bestimmten Voraussetzungen voll funktionsfähig. Will heißen: Eine gelingende lautsprachliche Kommunikation ist an bestimmte Ressourcen geknüpft. Zu diesen zählen, neben einer gewissen Sprach- und Regelkenntnis, eine intakte Hirnleistung sowie intakte Sender- und Empfängerorgane. Letztgenannte weisen jedoch bei hörgeschädigten Menschen bekanntermaßen Funktionseinschränkungen oder einen Funktionsverlust auf. Deren Art und Ausprägung wiederum bestimmen die geeignete/n Kompensationsstrategie/n, wobei gegebenenfalls auf eine andere Kommunikationsform zurückgegriffen werden muss.

10.1 · Kommunikation: Die wesentlichsten Aspekte

Das Grundprinzip von Sender und Empfänger bildet den kleinsten gemeinsamen Nenner aller Kommunikationsmodelle, zu denen auch das Kommunikationsquadrat, besser bekannt als Vier-Ohren-Modell von Prof. Dr. Friedemann Schulz von Thun gehört. Der Hamburger Psychologe geht davon aus, dass jede gesendete Nachricht vier Ebenen (Sachebene, Selbstoffenbarung, Beziehungsebene, Appell) aufweist und dementsprechend vom Empfänger auf vier verschiedene Weisen interpretiert werden kann. Neben den verbal (lautsprachlich) transferierten Sachinhalten fallen bei der Konversation zudem die nonverbalen und paraverbalen (nichtsprachlichen) Kommunikationsanteile ins Gewicht. Zu den nonverbalen Anteilen zählen Mimik (Gesichtsausdruck) und Gestik (Körperhaltung und Bewegung), Blickverhalten, Berührungen, Erscheinungsbild (Kleidung, Frisur), interpersonale Distanz (physischer Raum zwischen Personen) und, nicht zu vergessen die olfaktorische Wahrnehmung, sprich: der Geruch. Die paraverbalen Anteile charakterisieren die Art und Weise, wie wir sprechen, in Bezug auf Aussprache, Stimmlage, Sprechtempo, Lautstärke, Betonung und Sprachmelodie. Die nichtsprachlichen Kommunikationsanteile unterstützen, verstärken oder entkräften die verbalen Aussagen, werden zumeist unbewusst, teils aber auch bewusst übermittelt und bieten dem Empfänger reichlich Deutungsspielraum (Schulz von Thun o. J.).

Angesichts des breit gefächerten Spektrums von Interpretationsmöglichkeiten stellen Kongruenz und Authentizität zwei weitere Charakteristika einer gelingenden Kommunikation dar. Kongruenz steht hierbei für die Übereinstimmung von sprachlichen und nichtsprachlichen Kommunikationsanteilen, Authentizität für die Echtheit unseres Verhaltens. Hörgeschädigte Menschen bemerken schnell, ob man ihnen beispielsweise mit echter oder gekünstelter Freundlichkeit gegenübertritt, da ihre visuelle Wahrnehmung ausgeprägter ist als bei Menschen mit intaktem Hörvermögen. Ähnlich verhält es sich mit der Kongruenz, denn werden verbale und nonverbale Aussagen als nicht übereinstimmend wahrgenommen, besteht die Gefahr einer fehlerhaften Interpretation der gesendeten Nachricht.

Doch Kommunikation beginnt oder endet nicht mit einem Gespräch. Schon der bekannte Kommunikationswissenschaftler Paul Watzlawick wusste (Zitat): „Man kann nicht nicht kommunizieren [...]" (Matolycz 2024). Dabei bezog er sich auf das menschliche Verhalten, welchem die nichtsprachlichen Kommunikationsanteile, allen voran die Körpersprache, Ausdruck verleiht. Samy Molcho, der berühmte Körpersprachexperte und bedeutendste Pantomime des 20. Jahrhunderts, bezeichnet den Körper sogar als (Zitat): „[...] größten Schwätzer aller Zeiten" (Molcho o. J.)

Hierzu ein Beispiel aus dem alltäglichen Leben: Nach Dienstschluss, ein echt anstrengender Frühdienst liegt hinter der Kollegin, ist sie mit hängenden Schultern, leicht nach vorn gebeugtem Oberkörper und mürrischem Gesichtsausdruck auf dem Weg in die Umkleide. Sie sieht aus einiger Entfernung einen Kollegen auf sich zukommen, den sie ziemlich toll findet. Sie hebt ihre Schultern an, nimmt sie zurück und geht aufrecht und beschwingten Schrittes mit einem freudig strahlenden Ausdruck im Gesicht auf ihn zu.

10.2 Kommunikationserleben der Interaktionspartner und Optimierungsbedarf

Trotz ihres umfassenden Wissens erweisen sich beruflich Pflegende in der kommunikativen Interaktion mit hörgeschädigten Patient:innen als unzureichend qualifiziert, wie die nachfolgenden Schilderungen schwerhöriger, ertaubter und gehörloser Patientinnen und Patienten beispielhaft aufzeigen: „Viele Pflegekräfte sprechen furchtbar laut mit einem" – „Mich hat man schon angeschrien, damit ich was verstehe, nutzt aber nix, bin halt ne taube Nuss" – „Wenn man das Pflegepersonal nicht versteht, wird man irgendwie unsicher und fühlt sich hilflos" – „Hab einem Pfleger gesagt, dass ich schwerhörig bin, hat nichts gebracht, die nächste Schwester wusste wieder nichts davon" – „Es gibt oft Missverständnisse weil man sich erst an das Mundbild der Schwestern und Pfleger gewöhnen muss und es einem auch schwer fällt, sich darauf zu konzentrieren, wenn es einem eh schon schlecht geht" – „Manchmal denken die auch, man hat sie nicht mehr alle, weil man falsch reagiert" – „Wie soll man was verstehen, wenn die Schwester beim Rausgehen aus dem Zimmer noch was murmelt" – „Bin schon mit einem Pfleger aneinandergeraten, als der ungehalten wurde, weil ich so oft nachgefragt habe, aber denen fehlt halt auch die Zeit" – „Viele Pflegekräfte denken, als Gehörlose könnte ich alles, was gesagt wird, eins zu eins, von den Lippen ablesen" – „Das Pflegepersonal in dem Altenheim, wo ich wohne, kann keine Gebärdensprache, sich zu verständigen ist für uns alle nicht so einfach, aber nächste Woche ziehe ich in ein Heim, wo viele Gehörlose leben und die meisten Schwestern und Pfleger gebärden können".

Das beschriebene „Umgangsverhalten", welches die Attribute einer professionellen, qualitativ hochwertigen Kommunikation wie Wertschätzung, Empathie, Zugewandtheit, Bedürfnisorientierung und somit fachliche Kompetenz vermissen lässt, entspricht erfahrungsgemäß vielfach der Realität des Pflegealltags. Mehr als problematisch, unter anderem für den Aufbau einer vertrauensvollen Pflegebeziehung sowie für die aktive Teilhabe der Patient:innen an Entscheidungsprozessen betreffend ihre Pflege (und medizinische Behandlung).

Dem gegenüber stehen die Erfahrungen beruflich Pflegender, die aus ihrer insuffizienten Kommunikationskompetenz im Umgang mit betroffenen Patientinnen und Patienten keinen Hehl machen: „Manchmal weiß ich mir einfach nicht anders zu helfen, als ziemlich laut zu sprechen" – „Aber gehörlose Patient:innen können doch alles, was man sagt, von den Lippen ablesen, oder nicht?" – „Man steht fast immer unter Zeitdruck, da wird man schon mal ungehalten, wenn man Dinge öfter wiederholen muss" – „Ich weiß, dass ich Blickkontakt aufbauen und halten muss, aber in der Hektik vergesse ich das oft" – „Ich fühle mich oft so hilflos, das merken die Patient:innen und einige erklären dann auch, was man besser machen kann" – „Es gibt oft Missverständnisse, die auch mal eskalieren" – „Wir sollten mal einen Gebärdensprachdolmetscher bestellen, aber niemand wusste wie, es wäre gut, wenn jemand von uns auch die Gebärdensprache könnte" – „Hörprobleme werden selten dokumentiert und die Info auch selten weiter gegeben" – „Man stößt einfach ganz oft an seine Grenzen, auf solche Kommunikationsprobleme wurde man in der Ausbildung nicht gut genug vorbereitet".

Dass die professionelle Pflege in der kommunikativen Interaktion mit hörgeschädigten Patientinnen und Patienten vielfach an ihre Kompetenzgrenzen gerät, bestätigt auch eine Untersuchung an 105 Pflegekräften aus verschiedenen Versorgungsbereichen aus dem Jahr 2010. Alle 105 Teilnehmer:innen erachteten unter anderem ihr Wissen zum kommunikativen Umgang als unzureichend und attestierten sich selbst einen erheblichen Optimierungsbedarf (Decker-Maruska, Lerch 2010). Letztgenannten mahnen auch Hörgeschädigtenfachverbände, Selbsthilfeorganisationen sowie Expertinnen und Experten seit Jahren an. Doch – ausgenommen die wenigen auf die hörgeschädigte Klientel ausgerichteten Fachkliniken/-Abteilungen sowie Rehabilitations- und Senioreneinrichtungen – gleicht es nach wie vor einem „Sechser im Lotto", in Krankenhäusern sowie der ambulanten und stationären Langzeitpflege entsprechend qualifiziertes Pflegepersonal anzutreffen.

10.3 Methoden/Strategien der Kommunikation mit hörgeschädigten Menschen

Hörschädigungsbedingte Verständigungsprobleme bestmöglich auszugleichen, ist das Ziel der nachfolgend aufgezeigten Kompensationsmechanismen. Die Ausführungen richten zu Beginn ihr Augenmerk auf das „Lippenlesen" und die Hörtaktik, eine Methode mit Schnittstellencharakter, die alle hörgeschädigten Menschen, ungeachtet der Ausprägung ihrer auditiven Leistungseinbuße, anwenden. Dem folgen Erläuterungen zur Strategie des Aufschreibens, der sich Pflegekräfte besonders oft bedienen, sowie zum Schriftdolmetschen, bevor sich die Ausführungen der Deutschen Gebärdensprache (DGS) und der Beantwortung einiger diesbezüglich seitens beruflich Pflegender häufig gestellter Fragen und dem Gebärdensprachdolmetschen widmen. Den Abschluss bilden Verhaltensregeln zum kommunikativen Umgang mit hörgeschädigten Patientinnen und Patienten.

10.3.1 „Lippen ablesen"

Ein typisches Beispiel für die optimierungsbedürftige Kommunikationskompetenz beruflich Pflegender ist die vorherrschende Meinung, dass vor allem gehörlose, aber auch schwerhörige und spätertaubte Patient:innen über die erstaunliche Kompetenz verfügen, jedes gesprochene Wort von den Lippen des Gesprächspartners abzulesen. Obgleich insbesondere ertaubte und gehörlose Menschen diese Fähigkeit deutlich besser beherrschen als Hörende, wird sie erheblich überschätzt, denn Worte lassen sich nicht „von den Lippen ablesen" wie aus einem Buch. Das Mundabsehen – so der fachlich korrekte Begriff – stellt vielmehr den Versuch hörgeschädigter Menschen dar, anhand der Mundbewegungen des Konversationspartners charakteristische Mundbilder bestimmter Sprachlaute und Worte zu erkennen, um sich so Gesagtes auf visuellem Weg zu erschließen. Allerdings setzt die Effektivität des visuellen Kanals neben einer guten Lautsprachkenntnis eine deutliche Artikulation (Aussprache) sowie einen frei einsehbaren Mund des Gesprächspartners voraus. Letztgenannter Aspekt bleibt bzw. muss im pflegerischen Alltag oft unberücksichtigt bleiben. Bestes Beispiel: Das verpflichtende Tragen undurchsichtiger „Mund-Nasen-Masken" in der Coronazeit. (Die Nutzung transparenter Gesichtsvisiere war damals – mit der Begründung, nicht den erforderlichen Infektionsschutz zu gewährleisten – nur äußerst selten erlaubt.) Darüber hinaus gestalten sich nur etwa ein Drittel aller deutschen Sprachlaute absehbar und hörgeschädigte Patient:innen müssen sich zudem auf das Mundbild ihnen unbekannter Pflegepersonen einstellen.

In diesem Kontext noch wissenswert: Worte mit ähnlichem Mundbild – wie etwa Butter und Mutter, Hand und hat, als und Hals, fühlen und füllen – können außerhalb eines Satzzusammenhangs fehlerhaft abgesehen werden (Wagenbach 2005, S. 111). Und: Worte, die Menschen von Kindesbeinen an tagtäglich nutzen und deren Mundbild sie unbewusst verinnerlicht haben, lassen sich deutlich besser absehen als etwa unbekannte medizinische Fachbegriffe. Mundabsehen will gelernt sein und bleibt auch dann ein fehlerträchtiges Großprojekt, dem selbst im Absehen geübte Menschen nur über einen begrenzten Zeitraum (man sagt, ca. 15 bis max. 20 min.) gewachsen sind.

- **Kleiner Test für professionell pflegende „Absehlehrlinge" – Viel Erfolg**

Verehrte Kolleg:innen, hier noch ein kleiner Test für „Absehlehrlinge". Stellen Sie sich hierzu bitte vor einen Spiegel oder halten einen Handspiegel vor Ihr Gesicht und ahmen Sie die nachfolgenden Mundbewegungen in angegebener Reihenfolge nach.

a) Die Lippen gehen weit auseinander
b) Die Zahnreihen stehen weit auseinander
c) Die Zungenspitze liegt an der hinteren Seite der unteren Zahnreihe an
d) Das Kinn bewegt sich deutlich nach unten (Wagenbach 2005, S. 23)

Aus den Mundbewegungen ergibt sich der Buchstabe …?

Zu einfach? Dann die Sendung „Tagesschau" in voller Länge ohne Ton sowie ohne Untertitel und, sofern Sie die Deutsche Gebärdensprache beherrschen, auch ohne Gebärdensprachdolmetscher:in anschauen. Konnten Sie alles absehen und verstehen was gesagt wurde?

10.3.2 Hörtaktik

Um die hörschädigungsbedingten Ausfälle bestmöglich auszugleichen und ein größtmögliches inhaltliches Verstehen zu erreichen, nutzen betroffene Menschen einen bestimmten Kompensationsmechanismus, die sogenannte Hörtaktik. Hörtaktik umfasst neben dem Mundabsehen das je nach Art der Hörschädigung ggf. noch vorhandene „Hören bzw. Resthören" sowie die Interpretation nonverbaler Kommunikationsanteile wie Mimik, Gestik, Körperhaltung, Blickverhalten und den räumlichen Abstand der Gesprächspartner zueinander. Dabei ähneln die verschiedenen Komponenten der Hörtaktik einzelnen Puzzleteilen, die es zu einem

Gesamtbild zusammenzusetzen gilt, dessen Fertigstellung jedoch ein hohes Maß an Kombinations-, Konzentrations- und Denkfähigkeit voraussetzt. Schwerstarbeit, vor allem für die angesichts des vielzitierten demografischen Wandels stetig wachsende Anzahl älterer und hochaltriger hörgeschädigter Menschen (Decker-Maruska, Hofmann, Lerch 2011, S. 14).

10.3.3 „Aufschreiben"

Das Verschriftlichen von Informationen erscheint vielen Pflegekräften als einfache Möglichkeit, hörschädigungsbedingtes Miss- und Nichtverstehen zu umgehen und ein gesichertes inhaltliches Verständnis zu erwirken. Doch der Schein trügt. Die Funktionalität der an der gesprochenen Sprache ausgerichteten Schriftsprache setzt voraus, dass die Gesprächspartner in derselben Sprache kommunizieren. Darüber hinaus muss der Informationsempfänger über die Fähigkeit verfügen, schriftliche Mitteilungen lesen und inhaltlich verstehen zu können. Sind die Voraussetzungen erfüllt, stellt der schriftliche Nachrichtentransfer eine probate Kompensationsstrategie in der kommunikativen Interaktion mit schwerhörigen und spätertaubten Patient:innen dar. Insbesondere bei gebärdensprachlich orientierten gehörlosen Patientinnen und Patienten eignet sich diese Maßnahme jedoch nur bedingt, da ihnen ein inhaltliches Verstehen verschriftlichter Informationen, insbesondere von längeren Texten (etwa in Aufnahmeformularen, Einverständniserklärungen), nicht selten Schwierigkeiten bereitet (s. ▶ Kap. 10, DGS). Die schriftliche Weiterleitung von Informationen gestaltet sich auch zeitintensiver als die lautsprachliche Mitteilung, denn das Aufschreiben und Lesen derselben geht für den nicht agierenden Kommunikationspartner mit Wartezeit einher.

Beim „Aufschreiben" kommen im pflegerischen Alltag häufig Stift und Papier zum Einsatz. Allerdings ist die handschriftliche Nachrichtenübermittlung angesichts einer zu klein geratenen oder unlesbaren Handschrift der Pflegekraft nicht immer von Erfolg gekrönt. Daher: Die Information gut lesbar, in angemessener Schriftgröße und am besten mit einem schwarzem Edding auf einem DIN-A4-Blatt notieren.

> **Tipp aus der Pflegepraxis**
>
> Einen DIN-A4-Block nebst Edding am Bettplatz der Patient:innen sowie in der Notaufnahme/im Ambulanzbereich deponieren, um bei Bedarf direkt darauf zugreifen zu können. Zaubertafeln eignen sich weniger, ausgenommen man fotografiert das Aufgeschriebene, bevor man es „wegzaubert".

Jedoch sollte die handschriftliche Informationsübermittlung Seltenheitswert besitzen und ein Tablet den Platz von Stift und Papier einnehmen. Der große Vorteil: „Aufschreiben" per Tablet garantiert die Lesbarkeit und Schriftgröße, Schriftart sowie Hintergrund lassen sich beliebig verändern. Zudem besteht, wie beim Smartphone (IOS oder Android), die Möglichkeit mithilfe der Spracherkennung, Lautsprache in Schriftsprache umzuwandeln. Hierzu die Notizen-App öffnen und die Spracherkennung über das Mikrofonsymbol aktivieren (Leitfaden für eine gelingende Kommunikation zwischen Pflegekraft und hörbeeinträchtigten Patienten/Bewohnern 2022, S. 13).

> **Wichtig**
> Hierfür ausschließlich dienstgebundene Geräte benutzen – Datenschutz!

Ein Tablet pro Wohnbereich in jeder Langzeitpflegeeinrichtung und pro Station eines jeden Krankenhauses einschließlich deren Notaufnahme/Ambulanzbereich, und das deutschlandweit – bislang noch ein Traum. Als beruflich Pflegende können wir zur Verwirklichung beitragen, indem wir stetig darauf hinweisen, dass ein gesichertes inhaltliches Informationsverstehen die Basis erfolgreichen pflegerischen Handels bildet und unter anderem maßgeblich zur Patientensicherheit beiträgt.

- **Beim „Aufschreiben" generell zu beachten**
- Ausreichend Zeit einplanen
- Kurze Sätze formulieren, auf Redewendungen/Füllworte verzichten, medizinische Fachbegriffe erklären
- Bei Gesprächen jedes gesprochene Wort mitschreiben
- Patient:innen ausreichend Zeit zum Lesen geben
- Während dieser Wartezeit Geduld beweisen:
  - Ständiges auf die Uhr schauen, unruhiges mit den Beine wippeln oder im Zimmer hin- und herlaufen kann von hörgeschädigten Menschen als „Beeilen sie sich mit dem Lesen, ich habe keine Zeit" fehlinterpretiert werden und zu Verunsicherung führen
- Papiergebundene Informationen kopieren, die Kopie in der papiergebundenen Patientenakte hinterlegen, das Original den Patient:innen aushändigen, damit diese bei Bedarf nachlesen können
- Digitale Informationen auf dem Tablet oder in der digitalen Patientenakte speichern, den Patient:innen einen Ausdruck aushändigen. Wünschen diese das Dokument per E-Mail zu erhalten, klären, ob datenschutzrechtlich die Möglichkeit besteht

10.3.4 Schriftdolmetschen, professionelles „Aufschreiben" mit Rechtsanspruch

Nicht selten bitten lautsprachlich orientierte, zumeist schwerhörige und spätertaubte Patient:innen oder in gleicher Weise betroffene Angehörige beruflich Pflegende um die Bestellung einer Schriftdolmetscherin/eines Schriftdolmetschers für ein Arztgespräch im klinischen Setting oder den Arztpraxisbesuch. Für Kolleg:innen eine oftmals irritierende Bitte und verbunden mit der Frage, wie man Schriftdolmetscher:innen bestellt und warum diese überhaupt eingebunden werden sollen. Die Antwort: Schriftdolmetschen beschreibt vereinfacht gesagt die Übertragung jedes gesprochenen Wortes in Schriftsprache durch speziell weitergebildete, beruflich agierende Schriftdolmetscher:innen, die sich zum Zweck der Übertragung verschiedener Systeme bedienen (▶ bsd-ev.org). Die wohl bekannteste Variante stellt das simultane Übertragen lautsprachgebundener Informationen in Schriftsprache durch „Mittippen" auf einem Laptop dar. Die verschriftlichten Informationen sind dann (nahezu zeitgleich zum Gesagten) etwa auf dem Display eines Laptops oder einer Leinwand zu lesen. Dies ermöglicht der lautsprachlich orientierten Gruppe hörgeschädigter Menschen ein gesichertes inhaltliches Verstehen gesprochener Sprache sowie die Möglichkeit, aktiv am Gesprächs-/Diskussionsgeschehen teilzunehmen.

Schriftdolmetscher:innen agieren in einem breit gefächerten Betätigungsspektrum, denn der vorgenannte Personenkreis besitzt per Gesetz das Recht, beispielsweise bei Pflegebegutachtungen, in Schule und Studium, im Arbeitsleben, bei Behörden und Ämtern, bei Arztbesuchen und im Krankenhaus (Zitat): „[…] die Deutsche Gebärdensprache, lautsprachbegleitende Gebärden oder andere geeignete Kommunikationshilfen zu verwenden." (Behindertengleichstellungsgesetz – BGG § 6 Absatz 3), wobei Schriftdolmetschen zu den „anderen geeigneten Kommunikationshilfen" zählt.

Exemplarisch für die Assistenz von Dolmetscher:innen im Krankenhaus steht hier das präoperative Arztgespräch, bei dem unter anderem das Operationsvorgehen, die Anästhesie sowie die Transfusion von Fremdblut oder Fremdblutbestandteilen besprochen werden und über mögliche Risiken aufgeklärt wird. Sollten hörgeschädigte Patient:innen hier den Wunsch nach schriftdolmetscherlicher Unterstützung kundtun, ist diesem zu entsprechen, denn: Menschen mit Hörbehinderung (gehörlos, taub geboren oder bis zum siebten Lebensjahr ertaubt, hochgradig schwerhörig oder ab dem siebten Lebensjahr ertaubt) besitzen das gesetzlich verbriefte Recht (Zitat): „[…] bei der Ausführung von Sozialleistungen, insbesondere auch bei ärztlichen Untersuchungen und Behandlungen, in deutscher Gebärdensprache, mit lautsprachbegleitenden Gebärden oder über andere geeignete Kommunikationshilfen zu kommunizieren" (§ 17 Absatz 2, SGB I). Wichtig in diesem Kontext: Basierend auf dem Krankenhausentgeltgesetz (KHEntgG) § 2 Krankenhausleistung Satz 2 Nummer 2 sowie dem MDK Reformgesetz Artikel 4 „Änderung des Krankenhausentgeltgesetzes" und Artikel 6 „Änderung der Bundespflegesatzordnung" sind seit dem 01.01.2020 die Krankenkassen (nicht mehr wie früher die Kliniken) für die anfallenden Dolmetscherkosten zuständig.

Schriftdolmetscher:innen sind ein rares Gut und deren Terminplan angesichts ihrer vielfältigen Einsatzgebiete eng gestrickt. Daher empfiehlt es sich, frühzeitig (z. B. bei der Terminierung der OP) zu klären, ob Schriftdolmetschen als Kommunikationshilfe beim Aufklärungsgespräch gewünscht wird, wobei die Patient:innen vielfach auf ihnen bekannte Dolmetschende verweisen. Eine andere Möglichkeit, Kontaktdaten von Schriftdolmetscher:innen zu eruieren, sowie Auskünfte zum Beauftragungsprozedere, der Beantragung der Kostenübernahme und mehr stehen beispielsweise auf der Homepage des BSD – Bundesverband der Schriftdolmetscher Deutschlands e. V. sowie der des Deutschen Schwerhörigenbundes e. V. Sollten sich Berufskolleg:innen für eine Weiterbildung zur Schriftdolmetscherin/zum Schriftdolmetscher interessieren, finden sich auf den genannten sowie weiteren Internetseiten zahlreiche Informationen.

10.3.5 Transkriptions-Apps

Eine weitere Option, Laut- in Schriftsprache zu transferieren, stellen im Zeitalter KI-gestützter digitaler Technik die sogenannten Transkriptions-Apps dar. Ein entscheidender Vorteil: Einmal heruntergeladen, steht die App jederzeit zur Verfügung. Nachteil: Mögliche Kosten. Vor allem bei der jüngeren Generation erfreuen sich die Apps eines regen Zuspruchs, während eine gewisse Anzahl älterer und hochaltriger Patient:innen die Unterstützung durch Schriftdolmetscher:innen bevorzugt. Begründet wird dies erfahrungsgemäß unter anderem mit der geringen Kenntnis im Umgang mit der „neumodischen Technik", einer erlebten technischen Fehlfunktion oder dem Gefühl vermehrter Sicherheit, die sich mit der Schriftdolmetscherin/dem Schriftdolmetscher an der Seite einstellt.

> **Wichtig**
> Bei der Nutzung einer Transkriptions-App sollte eine deutliche Aussprache, ein entschleunigtes Sprechtempo sowie die Erklärung medizinischer Fachbegriffe seitens des hörenden Gesprächspartners eine Selbstverständlichkeit sein.

10.3.6 Deutsche Gebärdensprache (DGS)

Die Deutsche Gebärdensprache, die so gänzlich anders daherkommt als die Lautsprache, zieht auch Pflegekräfte in ihren Bann oder, wie es eine Berufskollegin einmal ausdrückte: „Ich bin fasziniert, ich habe das Gefühl, die Sprache lebt, und könnte stundenlang zusehen." Die nachfolgenden Ausführungen erheben keinesfalls den Anspruch, die hochkomplexe Thematik der Deutschen Gebärdensprache umfassend zu beleuchten, sondern gewähren beruflich Pflegenden lediglich einen groben Überblick mit dem Ziel, einige häufig gestellte Fragen zu beantworten.

Die Deutsche Gebärdensprache bezeichnet die „Muttersprache" gehörloser Menschen und ein charakteristisches Merkmal ihrer Kultur. Die meisten schwerhörigen und eine Vielzahl, insbesondere im fortgeschrittenen Lebensalter (spät)ertaubte Menschen beherrschen die Deutsche Gebärdensprache jedoch nicht. Wie der Name bereits vermuten lässt, ist sie nicht international, sondern von Land zu Land verschieden. So kommunizieren gehörlose Menschen beispielsweise in Frankreich in der französischen Gebärdensprache „Langue des signes française" (SLF), in den USA in der amerikanischen Gebärdensprache „American Sign Language" (ASL) und in Deutschland in der „Deutschen Gebärdensprache" (DGS) (Gehörlosenverband Hamburg e.V. o. J.) Vergleichbar der deutschen Sprache weist die DGS regionale Unterschiede, sprich Dialekte, auf (siehe DW-DGS, Digitales Wörterbuch der Deutschen Gebärdensprache).

Deutsche Gebärdensprache ist eine natürliche, vollwertige, in Komplexität und Ausdrucksfähigkeit der deutschen Lautsprache ebenbürtige, eigenständige Sprache die (Zitat) „[...] über einen umfassenden Gebärdenschatz (Lexikon) und eine ausdifferenzierte Grammatik [verfügt]" (Prillwitz 1999). Letztgenannte unterscheidet sich grundlegend von der Grammatik der deutschen Laut- und Schriftsprache und ist eine der Ursachen für die Schwierigkeiten gebärdensprachlich orientierter Menschen, Texte inhaltlich richtig zu verstehen. Kurz gesagt: Schriftsprache ist für gehörlose Menschen eine Fremdsprache. Mehr (nicht nur) zur Grammatik der DGS können beruflich Pflegende unter anderem auf der Internetseite „lebendige-gebaerden.de" unter dem Button „Warum hat die DGS eine andere Grammatik" erfahren.

Als visuell wahrnehmbare Sprache präsentiert sich die Deutsche Gebärdensprache mit einem ausgefeilten Zusammenspiel klar strukturierter Handzeichen (Gebärden), Kopf- und Körperhaltung sowie Mimik einschließlich Mundbewegungen (Mundbild, Mundgestik) in einem dreidimensionalen Kommunikationsraum (Raum vor dem Körper) (Gehörlosenverband Hamburg e. V. o. J.). Für Erstaunen sorgt bei hörenden Menschen die Geschwindigkeit, mit der gebärdensprachlich orientierte Menschen die verschiedenen Elemente ausführen bzw. verstehen. Angesichts des umfassenden und sich in ständiger Weiterentwicklung befindlichen Gebärdenschatzes ist in DGS vom Smalltalk über wissenschaftliche/politische Diskussionen bis hin zu Liedern, Theater und Stand-up Comedy alles möglich, was in Lautsprache möglich ist.

Erst seit Mai 2002 genießt die Deutsche Gebärdensprache den gesetzlich verbrieften Status einer anerkannten, eigenständigen Sprache (Behindertengleichstellungsgesetz, kurz BGG § 6, Absatz 1), gilt aber nicht als Amtssprache. Einen wesentlichen Beitrag zur Anerkennung leisteten Prof. Dr. Sigmund Prillwitz und sein Team mit der Erforschung der Deutschen Gebärdensprache am heutigen „Institut für Deutsche Gebärdensprache" (IDGS) der Universität Hamburg. Diese Anerkennung darf man durchaus als Meilenstein in der Geschichte der DGS bezeichnen, die eng verbunden ist mit der Kultur und den Rechten gehörloser Menschen. Mehr zur Geschichte der Deutschen Gebärdensprache findet sich beispielsweise auf der Homepage des Deutschen Gehörlosenbundes sowie des Gehörlosenverbandes Hamburg e.V. sowie unter ▶ www.br.de –Sehen statt Hören–„Vorangetrieben, verboten, verankert–Geschichte der Gebärdensprache".

10.3.7 Fingeralphabet

Und sollte es – etwa für ein Fremdwort, einen Fachbegriff oder Eigennamen – keine bzw. noch keine DGS-Gebärde geben, erweist sich das deutsche Fingeralphabet als äußerst nützliches Hilfsmittel. Nicht Bestandteil der DGS, ermöglicht dieses Alphabet, Worte mit einer Hand (Rechtshänder:innen mit rechts, Linkshänder:innen mit der linken Hand) vor der Brust oder etwas rechts bzw. links vom Oberkörper zu buchstabieren. Die in ◘ Abb. 10.1 dargestellten Buchstaben können Pflegekräfte vergleichsweise schnell erlernen. Neben dem Erlernen vom Blatt bieten zudem verschiedene Apps die Option, sich das Fingeralphabet anhand von Videos anzuzeigen. Bei der diesbezüglichen Internetrecherche sollte der Suchbegriff

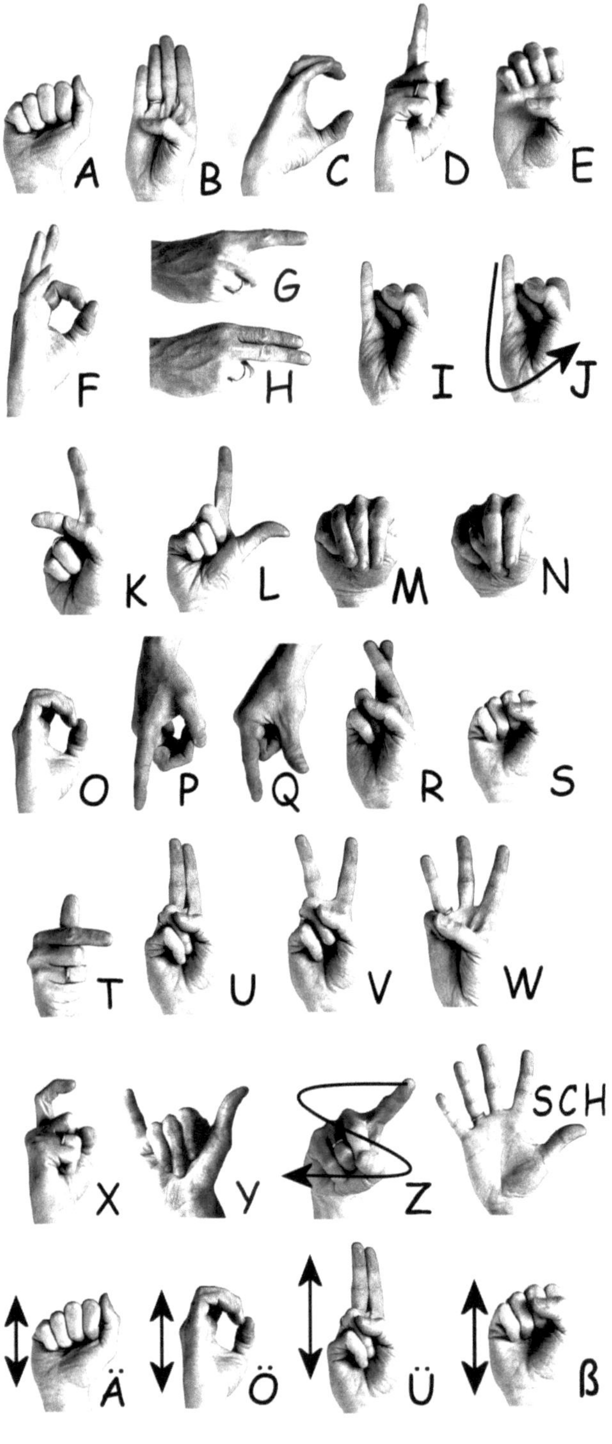

Abb. 10.1 Deutsches Fingeralphabet (mit freundlicher Genehmigung von Dr. Olaf Fritsche - In: visuelles-denken.de)

„Deutsches Fingeralphabet" eingegeben werden, denn auch das Fingeralphabet variiert von Land zu Land.

Bei der autodidaktischen Lernweise gibt es jedoch einiges zu beachten, wie zum Beispiel:
- Stets auf eine korrekte Ausführung der einzelnen Buchstaben achten, Fehler schleichen sich schneller ein, als man denkt.
- Übungen vor dem Spiegel (das Spiegelbild zeigt die Buchstaben aus der Sicht des Betrachters) können beim Erlernen und der Korrektur hilfreich sein.
- Mit Blick auf die richtige Ausführung zusätzlich mit Menschen üben, die das Fingeralphabet perfekt beherrschen.

Wie bereits angeführt, eignet sich das Alphabet besonders gut zum Buchstabieren von Worten, etwa dem eigenen Namen, den von Kolleg:innen oder dem eines Medikamentes, und kann darüber hinaus auch zur Übermittlung sehr kurzer Mitteilungen (nicht für längere Gespräche) eingesetzt werden.

> **Wissenswert**
>
> Während gebärdensprachlich orientierte Patient:innen das Fingeralphabet in der Regel in Perfektion beherrschen und nutzen, können lautsprachlich orientierte schwerhörige und spätertaubte Patientinnen und Patienten kaum etwas damit anfangen.

10.3.8 Lautsprachbegleitende Gebärde (LBG)

Im Kontext mit der Deutschen Gebärdensprache gilt es darauf hinzuweisen, dass Pflegekräfte die DGS oftmals mit der sogenannten Lautsprachbegleitenden Gebärde verwechseln. Der gravierende Unterschied (grob skizziert): LBG stellt keine eigenständige Sprache, sondern lediglich ein Kommunikationssystem dar, bei dem parallel zu jedem gesprochenen Wort eine Gebärde ausgeführt und die grammatikalischen Regeln der Lautsprache beibehalten werden. Daher ist LBG für hörende Menschen leichter zu erlernen als die Deutsche Gebärdensprache.

10.3.9 Gebärdensprachdolmetschen – professionelle Übersetzung, ebenfalls mit Rechtsanspruch

Gehörlose Menschen bewegen sich als Minderheit in unserer von der gesprochenen Sprache geprägten Gesellschaft. Angesichts des geringen Anteils gebärdensprachkompetenter hörender Menschen in allen gesellschaftlichen Lebensbereichen ist die zwischenmenschliche Verständigung gehörloser Menschen in ihrer Muttersprache oft zum Scheitern verurteilt. Mit der Anerkennung der DGS als eigenständige Sprache verfügen gehörlose sowie andere gebärdensprachlich orientierte hörgeschädigte Menschen über das gesetzlich verbriefte Recht, in den bereits beim Schriftdolmetschen beispielhaft aufgezeigten Bereichen, in DGS oder LBG zu kommunizieren (BGG § 6 Absatz 3). Die Unterstützung durch Gebärdensprachdolmetscher:innen – Pflegekräften zumeist aus der Sendung Tagesschau bekannt – ermöglicht den betroffenen Personen, das vorbeschriebene Recht wahrzunehmen. Professionelles Gebärdensprachdolmetschen beschreibt, grob skizziert, die Übersetzung der deutschen Lautsprache/eines schriftlich fixierten Textes in DGS (oder LBG) und umgekehrt durch qualifizierte Gebärdensprachdolmetscher:innen, deren Qualifikation auf einem erfolgreich abgeschlossenen Studium oder einer erfolgreich absolvierten staatlichen Prüfung basiert.

Stellvertretend für diese Assistenz im Krankenhaus sei erneut auf die Situation des ärztlichen Aufklärungsgesprächs vor einer Operation verwiesen. Um hörgeschädigten, gebärdensprachlich orientierten Patient:innen ein inhaltlich korrektes Verstehen der ärztlichen Ausführungen zu gewährleisten sowie deren Rechtsanspruch gemäß § 17 Absatz 2, SGB I zu entsprechen, ist die Einbindung professionell agierender Gebärdensprachdolmetscher:innen verpflichtend. Einzige Ausnahmen: Bei der aufklärenden Medizinerin/dem aufklärenden Mediziner handelt es sich um eine gebärdensprachlich orientierte taube Person oder die hörende Ärztin/der Arzt besitzt (zusätzlich) die Qualifikation „Gebärdensprachdolmetscher:in". Die Übernahme der Dolmetscherkosten obliegt wie beim Schriftdolmetschen seit dem 01.01.2020 den Krankenkassen. Beruflich Pflegende sollten die ärztlichen Kolleg:innen auf die Gesetzeslage hinweisen, sofern beispielsweise von Angehörigen erwartet wird, als Dolmetscher:in zu fungieren.

Gebärdensprachdolmetscher:innen sind dünn gesät und angesichts der vielfältigen Einsatzgebiete oft Monate im Voraus ausgebucht. Demzufolge erweist es sich als zielführend, schon bei der Planung eines OP-Termins Patient:innen nach Kontaktdaten von Dolmetscher:innen zu fragen, deren Dienst sie ggf. öfter in Anspruch nehmen, und diese zeitnah zu bestellen.

Sofern Patientinnen oder Patienten nicht über solche Kontakte verfügen, finden sich diese sowie Informationen zum Beauftragungsprozedere, der Beantragung der Kostenübernahme und mehr unter anderem auf der Homepage des Bundesverbandes für Gebärdensprachdolmetscher:innen Deutschlands e.V. und der der jeweiligen Landesverbände. Eine Liste der Landesverbände ist etwa auf der Homepage des Deutschen Gehörlosenbundes e.V. hinterlegt.

10.3.10 Wo kann man DGS erlernen?

Wer nur mal in die Sprache reinschnuppern möchte, schaut beispielsweise auf der Homepage des Deutschen Gehörlosenbundes, der des Instituts für Deutsche Gebärdensprache der Universität Hamburg oder denen der Gehörlosenverbände. Wer sich mit dem Gedanken trägt, die Deutsche Gebärdensprache zu erlernen, findet zahlreiche Kursangebote unter anderem bei Volkshochschulen, Gebärdensprachschulen und Gehörlosenlandes-/-ortsverbänden. Um dort Erlerntes zu vertiefen, ist es ratsam, etwa an einen nahegelegenen Gehörlosenverein, eine Selbsthilfegruppe oder ein Kommunikations-/Kulturzentrum Gehörloser heranzutreten, denn: Wie beim Erlernen jeder Fremdsprache verbessert der kommunikative Umgang mit „Muttersprachlern" (Native Speakers) erfahrungsgemäß den Lernerfolg und trägt dazu bei, die Hemmschwelle zu überwinden. Zudem verhindert der regelmäßige Kontakt zu gebärdensprachlich orientierten Personen, sofern nicht berufsbedingt oder im Privatleben gegeben, ein schrittweises Verblassen der erworbenen Sprachkenntnisse.

Hegen beruflich Pflegende indes den Wunsch, ein Studium der Deutschen Gebärdensprache/des Gebärdensprachdolmetschens zu absolvieren, so ist dies an verschiedenen deutschen Universitäten sowie Fach-/Hochschulen möglich. Informationen hierzu finden sich unter anderem auf „studieren.de/gebaerdensprachdolmetschen". Erfüllt man bestimmte Zugangsvoraussetzungen, besteht zudem die Möglichkeit einer staatlichen Prüfung zur Gebärdensprachdolmetscherin/zum Gebärdensprachdolmetscher beispielsweise in Nürnberg. Mehr dazu auf der Homepage des Gehörlosen Institut Bayern, kurz GIB.

Eine Pflegekraft mit der zusätzlichen Qualifikation Gebärdensprachdolmetscher:in ist eine Option, die unter anderem Kliniken – nicht zuletzt vor dem Hintergrund eines Alleinstellungsmerkmals – überdenken sollten. Gleiches gilt selbstverständlich auch für Schriftdolmetschen.

10.3.11 Allgemeine Verhaltensregeln – grundsätzlich und immer einhalten

Je nach Art und Ausprägung der auditiven Leistungseinbuße variieren die kommunikativen Bedürfnisse hörgeschädigter Patient:innen und erfordern – wie beschrieben – den passgenauen Einsatz der aufgezeigten Kompensationsmethoden. Ausgenommen das anfänglich genannte, von allen betroffenen Patient:innen ungeachtet der Art ihrer Hörschädigung angewendete Prinzip der Hörtaktik. Jedoch führt die Hörtaktik nur dann zum bestmöglichen Kommunikationserfolg, wenn seitens der professionellen Pflege die nachfolgenden Verhaltensregeln konsequent eingehalten werden (Decker-Maruska 2021):

- **Nicht schreien, sondern in angemessener Lautstärke sprechen**
  - Schreien nutzt bei gehörlosen (tauben) und (spät-)ertaubten Patient:innen prinzipiell nichts – sie hören es nicht. Schreien verzerrt das Mundbild und erschwert somit das Mundabsehen, kann bei schwerhörigen Patient:innen Schrecksituationen hervorrufen, von Hörsystemnutzern zudem als schmerzhaft empfunden werden und bei schwerhörigen an Demenz erkrankten Patient:innen fremdaggressives Verhalten auslösen
- **Vor Gesprächsbeginn Kontakt aufnehmen und nicht von hinten ansprechen**
  - Den Wunsch nach Kontaktaufnahme durch eine leichte Berührung an Schulter/Arm der Patient:innen signalisieren
  - Sollte dieser Direktkontakt verwehrt sein, Mitpatient:in bitten, die/den hörgeschädigte/n Bettnachbar:in leicht anzutippen
  - Vibration durch leichtes Rütteln oder Klopfen am Bettbrett am Fußende des Patientenbettes erzeugen
  - Deckenbeleuchtung oder Leselampe am Patientenbettplatz mehrfach ein- und ausschalten (oft nur bedingt geeignet aufgrund der zeitlichen Verzögerung beim Einschalten des Lichtes)

- Apropos „nicht von hinten" ansprechen: Nicht immer lässt es sich vermeiden, hinter den Patient:innen zu stehen und dennoch mit ihnen zu kommunizieren. Bestes Beispiel ist die morgendlichen Grundpflege am Waschbecken der Nasszelle. Mit der **„Spiegelkommunikationsstrategie"** gelingt jedoch auch in einer solchen Situation die Kommunikation. Wichtig: Das Gesicht der hinter der Patientin/dem Patienten stehenden Pflegekraft muss vollständig im Spiegel zu sehen sein, sprich, es muss Blickkontakt bestehen.
— **Blickkontakt herstellen und im Gesprächsverlauf beibehalten**
  - Tätigkeitsbegleitende Anweisungen/Erklärungen vermeiden, da hier der Blickkontakt zumeist verloren geht.
— **Langsam und deutlich sprechen**
  - Cave: Zu langsames Sprechen und Überartikulieren führt ebenfalls zu Verzerrungen des Mundbilds und erschwertem Mundabsehen
  - Größere Mundbewegungen beim Sprechen führen automatisch zu einem entschleunigten Sprechtempo und deutlicher Aussprache (Tipp eines spätertaubten Freundes und Lehrers für Pflegeberufe)
— **Kein Dialekt, sondern Hochdeutsch sprechen**
  - Erleichtert das Mundabsehen
  - Beachten: Auch ein Sprachakzent kann sich irritierend auswirken
— **Körpersprache bewusst einsetzen**
  - Gesagtes mit natürlichen Gesten, Mimik und Blickverhalten usw. unterstützen, jedoch wildes Gestikulieren vermeiden
  - Auf Übereinstimmung der verbalen und nonverbalen Informationen achten, um Fehldeutungen zu vermeiden
— **Gesprächsthema zu Beginn benennen und Themenwechsel ankündigen**
  - Bereits ein Stichwort lässt Zusammenhänge besser erkennen und erleichtert das Kombinieren
  - Bei gebärdensprachlich orientierten Patient:innen kann – sofern die Pflegekraft es beherrscht – hier das Fingeralphabet zum Einsatz kommen
— **Abwenden aus einer Gesprächssituation ankündigen**
  - Vermeidet Irritationen
— **Auf gute Lichtverhältnisse achten**
  - Insuffiziente Beleuchtung erschwert das Mundabsehen
  - Im Dunkeln ist Absehen generell unmöglich
— **Auf die „richtige" Positionierung der Gesprächspartner achten**
  - Hörgeschädigte Patient:innen sollten sich mit dem Rücken zu einer Lichtquelle (z. B. Fenster) platzieren, um Blendeffekte zu vermeiden, die das Absehen und die Wahrnehmung der Mimik erschweren
— **Störgeräusche abstellen, da sie bei schwerhörigen Patient:innen die Ablenkbarkeit erhöhen und die Konzentration schmälern**
  - Daher: beispielsweise Radio/Fernsehen ausschalten, offene Fenster und Türen schließen, Patientenrufanlage nach vorheriger Rücksprache mit Kolleg:innen beispielsweise für den Zeitraum eines Gesprächs ausschalten
— **Offene Fragestellung für ein inhaltliches Verstehen favorisieren**
  - Ja/Nein als Antwortmöglichkeiten bei geschlossener Fragestellung garantieren dies nicht zwingend

10.3 · Methoden/Strategien der Kommunikation mit...

- **Kurze Sätze mit eindeutigen Aussagen bevorzugen**
  - Auf lange Schachtelsätze, Redewendungen und komplizierte medizinische Fachbegriffe verzichten, da sie Missverständnisse hervorrufen können
  - Sofern doch Fremdworte/medizinische Fachbegriffe genutzt werden, diese grundsätzlich erklären
- **Interpersonale Distanz beachten: 1–1,5 m gelten als optimaler Abstand, nutzen die Gesprächspartner DGS, gelten ca. 2 m als angemessen**
  - Ausnahme: Hörgeschädigte Patient:innen erlauben, die Intimdistanz (kleiner 50 cm) zu unterschreiten
- **Eine vorhandene Visusminderung berücksichtigen**
  - Sofern eine Brille genutzt wird, diese aufsetzen lassen (an vorherige Reinigung denken)
- **Höheren Zeitaufwand für kommunikative Interaktionen einkalkulieren**
  - Gesprächspausen sind zwingend erforderlich, denn Mundabsehen für sich allein genommen sowie die hörtaktische Vorgehensweise sind für hörgeschädigte Patient:innen extrem anstrengend
  - Eventuell muss das Gesagte mehrfach wiederholt und Missverständnisse geklärt werden
  - Zudem benötigen hörgeschädigte Patient:innen ein Mehr an Zeit, um aus dem Gesehenen und ggf. noch Gehörten ein „Gesamtbild" zu erstellen, dieses gedanklich zu verarbeiten und zu reagieren
- **Wichtige Informationen wie Termine, Namen, Adressen aufschreiben**
  - Bei handschriftlichen Notizen auf ein gut lesbares Schriftbild achten
  - Bei gebärdensprachlich orientierten Patient:innen kann – sofern die Pflegekraft es beherrscht – hier das Fingeralphabet zum Einsatz kommen
- **Mit Missverständnissen und Nichtverstehen rechnen und daraus resultierende inadäquate Reaktionen einkalkulieren**
- **Geduld, Verständnis und etwas Zeit aufbringen, auch wenn diese einem mal wieder im Nacken sitzt**

Auf ein Wort

Insbesondere mit Blick auf die Verhaltensregeln mögen sich so manche Berufskolleg:innen jetzt fragen, wie man „auch das noch in den eh schon hektischen Berufsalltag einbinden soll". Zugegeben, die Regeln konsequent umzusetzen, bedarf der Übung, ist aber mit der richtigen Strategie kein Hexenwerk, will heißen: Einfach jeden Tag eine Verhaltensregel mehr beherzigen, und kommunizieren Sie ihr Vorhaben ins Team, bestenfalls folgen alle Kolleg:innen ihrem Beispiel. Binden Sie die hörgeschädigten Patient:innen ein, indem Sie ihr Vorhaben erläutern und um Hinweise auf ein deren Kommunikationsbedürfnisse nicht berücksichtigendes Verhalten bitten. Schneller als gedacht stellen sich Erfolgserlebnisse ein. So sinken unter anderem der eigene Stresspegel sowie der Zeitaufwand, da Miss- und Nichtverstehen, lautes Sprechen oder Schreien, häufiges Wiederholen sowie eskalierende Kommunikationssituationen Seltenheitswert besitzen. Zudem fühlen sich die Patientinnen und Patienten verstanden und wertschätzen in der Regel das auf ihre kommunikative Bedarfslage eingehende Umgangsverhalten, was sich unter anderem vorteilhaft auf die Pflegebeziehung auswirkt.

Literatur

Schulz von Thun, F. (o. J.). Das Kommunikationsquadrat. In: Schulz von Thun Institut für Kommunikation; www.schulz-von-thun.de/die-modelle/das-kommunikationsquadrat – Letzter Zugriff 19.02.2025.

Matolycz, E. (2024). Klassiker der Kommunikations- und Pflegetheorie – Grundlagen. S. 3–8. In: Professionelle Kommunikation in der Pflege. Springer, Berlin, Heidelberg. https://doi.org/10.1007/978-3-662-67283-9_1

Molcho S. (o.J.). Zitate. In: samy-molcho.at – http://samy-molcho.at – letzter Zugriff 09.02.2025.

Decker-Maruska, M., Lerch, M. (2010). "Hearing impairment in old age – a (no) go in basic and further nursing education". Fourth European nursing congress, Rotterdam, Journal of clinical nursing, 2010, Vol. 19, Suppl.1, S. 72

Wagenbach, W. (2005). Wer nicht hören kann muß (ab-)sehen. In: Deutscher Schwerhörigenbund e.V. – https://www.schwerhoerigen-netz.de/fileadmin/user_upload/dsb/Dokumente/Information/Aus-und_Weiterbildung/Selbsthilfeseminare/Absehen/Wer_nicht_hoeren_kann_muss_absehen.pdf – letzter Zugriff 09.02.2025.

Decker-Maruska, M., Homann, R., Lerch, M. (2011). „Hörtaktik unterstützt Verstehen". In: „Schwerhörigkeit (k)ein Pflegethema?" In: CNE.fortbildung, Ausgabe 5/2011, Hören und Sehen – Menschen mit Sinnesstörungen, Lerneinheit 19, S. 11–15. Hrsg. Decker-Maruska, M., ISSN 2190-3034. Georg Thieme Verlag. Stuttgart 2011

Leitfaden für eine gelingende Kommunikation zwischen Pflegekraft und hörbeinträchtigten Patienten/Bewohnern für Pflegekräfte im Gesundheitswesen, Dritte Auflage 12/2022, Hrsg.: Deutscher Schwerhörigenbund e.V., Berlin

Prillwitz, S. (1999). Deutsche Gebärdensprache Was? Wie? Warum? Wozu? In: Was ist Gebärdensprache, 28. März 1999, Verlag Karin Kestner GmbH, Erfurt https://www.kestner.de/news-gebaerdensprache/was-ist-gebaerdensprache/ – letzter Zugriff 09.02.2025, 19.010 Uhr

Gehörlosenverband Hamburg e.V. (o. J.). EU Projekt Inklusion, Kursinhalte https://www.glvhh.de/projekte/eu-projekt-inklusion-bdie/kursinhalte/ – letzter Zugriff 09.02.2025

Fritsche, O. (o. J.). Deutsches Fingeralphabet. In: www.visuell-denken.de

Weiterführende Literatur

Deutscher Gehörlosenbund e.V. (o. J.). Was müssen Hörende in der lautsprachlichen Kommunikation mit Gehörlosen beachten? In: Ratgeber Gehörlosigkeit. Deutscher Gehörlosenbund e.V. Berlin https://dglb.de/service/ratgeber-gehoerlosigkeit/ – letzter Zugriff 10.02.2025

Deutscher Gehörlosenbund e.V. (o.J.). Gebärdensprache. In: Ratgeber Gehörlosigkeit. Deutscher Gehörlosenbund e.V. Berlin https://dglb.de/service/ratgeber-gehoerlosigkeit/deutsche-gebaerdensprache/ – letzter Zugriff 10.02.2025

Decker-Maruska, M. (2021). Der schwerhörige ältere Patient – (k)eine Dauerbaustelle im Pflegealltag?! In: Geriatrie up2date. Januar 2021. 3. Jahrgang. S. 63–75. Thieme Verlag. Stuttgart

Spektrum der Wissenschaft. Kommunikation. In: Lexikon der Psychologie. Spektrum der Wissenschaft. Verlagsgesellschaft mbH. Heidelberg https://www.spektrum.de/lexikon/psychologie/kommunikation/7973 – letzter Zugriff 10.02.2025

Der „hörschädigungsgerechte" Pflegeprozess

Inhaltsverzeichnis

11.1 Pflegeprozess, die wichtigsten Fakten – 86

11.2 Status quo des Prozessgeschehens mit Blick auf Hörschädigungen – 87

11.3 Prozessschritte des „hörschädigungsgerechten" Pflegeprozesses – 89
11.3.1 Informationssammlung – 89
11.3.2 Hörschädigungsbedingte Probleme und Ressourcen – 92
11.3.3 Risikomatrix des SIS®-Strukturmodels und hörschädigungsbedingte Risiken – 93
11.3.4 Festlegen von Pflegezielen – 94
11.3.5 Pflegemaßnahmen planen und durchführen – 95
11.3.6 Beurteilung der Wirkung der Pflege (Evaluation) – 99
11.3.7 Dokumentation – 99

Literatur – 101

© Der/die Autor(en), exklusiv lizenziert an Springer-Verlag GmbH, DE, ein Teil von Springer Nature 2025
M. Decker-Maruska, *Hörschädigung im Pflegealltag*, https://doi.org/10.1007/978-3-662-71237-5_11

Charakteristisch für die professionelle Pflege und aus dem berufspraktischen Alltag nicht wegzudenken: Der Pflegeprozess. Hörschädigungen stellen eine, seit Jahren bestehende Dauerbaustelle dieser auf den Erhalt bzw. die Wiederherstellung der größtmöglichen Selbsthilfefähigkeit und Autonomie der Patientinnen und Patienten ausgerichteten, professionsspezifischen Arbeitsweise dar (Decker-Maruska 2021). Oftmals unentdeckt bleibend oder in ihrer Pflegerelevanz unterschätzt, wird den auditiven Leistungseinbußen sowie den damit einhergehenden Kommunikationsproblematiken nebst Folgen und Auswirkungen, sofern überhaupt, vergleichsweise geringe Beachtung geschenkt. Verwunderlich, bedenkt man das lautsprachlich dominierte Prozessgeschehen, in dessen Mittelpunkt sowohl ein ganzheitlicher Betrachtungsansatz als auch die individuelle Bedarfslage der Patient:innen sowie deren aktive Teilhabe stehen. Das Ende dieser Dauerbaustelle findet sich in einer hörschädigungsgerechten Prozessgestaltung.

Die (verstärkte) Adaption existierender Prozessmodelle an die individuelle Bedarfslage der hörgeschädigten Patientenklientel beginnt mit der frühzeitigen Identifikation von Hörschädigungen und hörschädigungsbedingten Pflegeproblemen im Rahmen von Informationssammlung und Informationsanalyse. Exemplarisch für die große Bandbreite besagter Pflegeprobleme stehen hier die interventionsbedürftige Beeinträchtigung /der Verlust der lautsprachlichen Kommunikationskompetenz sowie der Verdacht auf Hörminderung, welchen die weiteren Teilschritte des Prozessgeschehens mit der Planung, Durchführung und Evaluation pflegefachlicher Maßnahmen begegnen. Beispielhaft zeigen die nachfolgenden Ausführungen überdies eher selten wahrgenommene hörschädigungsbedingte Risiken auf. Zuvor jedoch die wichtigsten Fakten zum Pflegeprozess in Kürze sowie die Betrachtung der Ausgangslage mit dem Ziel, der verstärkten Bewusstseinsentwicklung in Bezug auf die Notwendigkeit einer die individuelle Problemlage hörgeschädigter Patient:innen einbeziehenden Prozessgestaltung.

11.1 Pflegeprozess, die wichtigsten Fakten

Der Pflegeprozess definiert eine national und international etablierte, sich am Prinzip des kybernetischen Regelkreises orientierende Arbeitsmethode (Neuer 2011, S. 24) zur Strukturierung und Planung pflegefachlicher Handlungsabläufe, welche in Deutschland seit dem 1. Januar 2020 gemäß § 4 des Pflegeberufegesetzes (PflBG) nur qualifizierten Pflegefachkräften vorbehalten ist. Dabei unterscheiden sich die in den verschiedenen Aktionsbereichen der professionellen Pflege zum Einsatz kommenden Prozessmodelle in der Art zu dokumentieren, der Anzahl und Bezeichnung der einzelnen Prozessschritte sowie in ihrer Herangehensweise. Allesamt erheben jedoch den Anspruch auf eine ganzheitlich betrachtende, individuelle, bedarfsgerechte, die Patient:innen sowie deren An-/Zugehörige einbeziehende und die aktive Mitarbeit der pflegebedürftigen Klientel fördernde und fordernde Prozessgestaltung. Zu diesem Zweck werden in logisch aufeinanderfolgenden, interdependenten Teilschritten Daten/Informationen gesammelt, hinsichtlich möglicher Pflegeprobleme/Risiken sowie vorhandener Ressourcen analysiert, Pflegeziele festgelegt sowie konkrete Maßnahmen geplant und durchgeführt und in Bezug auf ihre Wirkung/Zielerreichung/Qualität bewertet. Sollten sich bei der Evaluation die Ziele und Maßnahmen als inadäquat erweisen, werden diese im Rahmen einer Änderung der Pflegeplanung entsprechend angepasst. Dabei orientiert sich das Prozessgeschehen im klinisch-stationären Setting am sechsstufigen Pflegeprozess nach Fiechter und Meier, während in der ambulanten und stationären Langzeitpflege sowie in der Tages- und Kurzzeitpflege das vierstufige Strukturmodell zur Entbürokratisierung der Pflegedokumentation (Kämmer 2020) dominiert.

11.2 Status quo des Prozessgeschehens mit Blick auf Hörschädigungen

Fakt ist, dass die erfolgreiche praktische Umsetzung des Pflegeprozesses mit der uneingeschränkten lautsprachlichen Kommunikationskompetenz der Interaktionspartner Patient:in und Pflegefachkraft korrespondiert. Doch im Gegensatz zu kommunikativen Beeinträchtigungen, etwa mit einer demenziellen Erkrankung einhergehend oder als mögliche Folge einer Apoplexie auftretend, fristen hörschädigungsbedingte Kommunikationsproblematiken – vor allem im klinisch-stationären Setting – ein unbeachtetes Schattendasein. Mit Ausnahme eines vollständigen Hörverlustes werden Art und Ausprägungen von Schwerhörigkeiten selten identifiziert, die pflegerelevante Bedeutung von Hörschädigungen auf die Unterstützung/Übernahme der Handhabung von Hörsystemen/Hörprothesen reduziert und mit auditiven Leistungseinbußen/auditivem Leistungsverlust einhergehende Risiken kaum beachtet. Bleiben Hörschädigungen einschließlich der hieraus resultierenden Pflegeprobleme/Gefahrenpotenziale im Rahmen des Pflegeprozesses unerkannt/unzureichend berücksichtigt, widerspricht dies der stetig postulierten ganzheitlichen Betrachtungsweise und konterkariert zudem eine auf die individuelle Bedarfslage der betroffenen Klientel ausgerichtete Prozessgestaltung ebenso wie deren aktive Teilhabe am Prozessgeschehen.

Legt man ferner zugrunde, dass gemäß Artikel 4 der Charta der Rechte hilfe- und pflegebedürftiger Menschen (Zitat): „Jeder hilfe- und pflegebedürftige Mensch […] das Recht auf eine, an seinem persönlichen Bedarf ausgerichtete, gesundheitsfördernde und qualifizierte Pflege, Betreuung und Behandlung [hat]" (Charta der Rechte hilfe- und pflegebedürftiger Menschen 2018, S. 14), ist es vonnöten, in allen Prozessmodellen vermehrt auf die Thematik der Hörschädigungen zu fokussieren. ◘ Abb. 11.1 und 11.2 veranschaulichen dies anhand des Pflegeprozesses von Fiechter und Meier sowie des Strukturmodells. Mit Blick auf die Weiterentwicklung und Sicherung der Pflegequalität wird darüber hinaus die Entwicklung eines, längst überfälligen, entsprechenden Expertenstandards für notwendig erachtet (Decker-Maruska 2021, S. 67). Hier könnte die S2k-Leitlinie „Periphere Hörstörungen im Erwachsenenalter" (geplante Fertigstellung für den 30. Juni 2025) wegweisend sein (AWMF-Leitlinienregister).

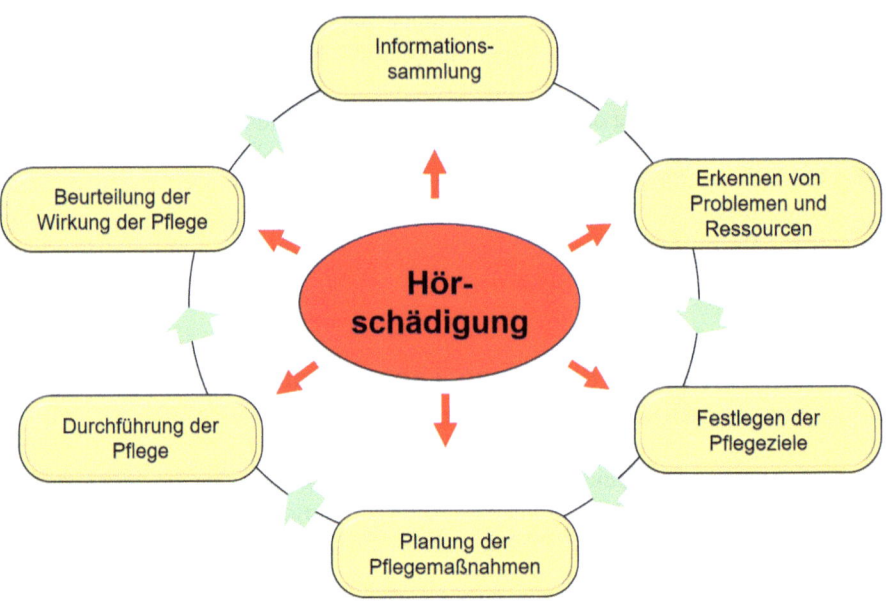

Abb. 11.1 Grafische Darstellung des Pflegeprozesses nach Fiechter und Meier, fokussierend auf Hörschädigung. (Eigene Darstellung)

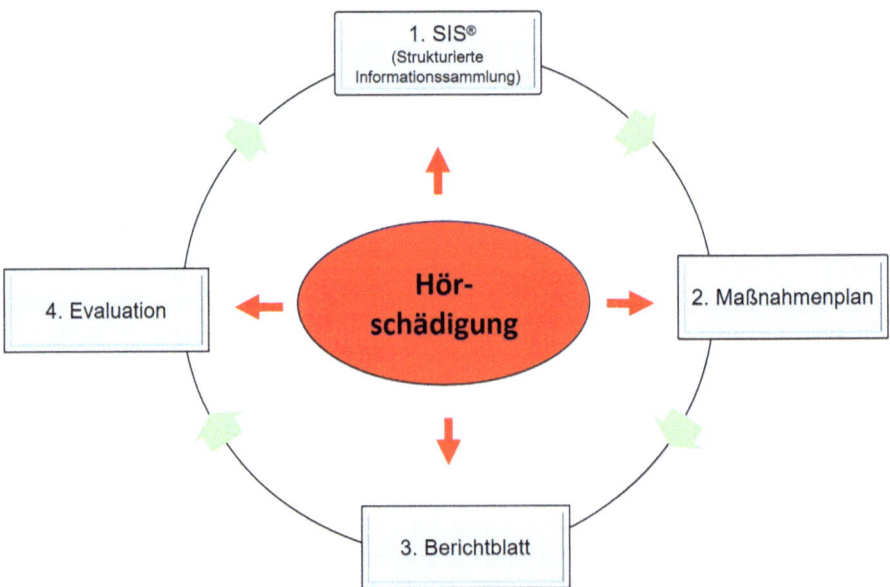

Abb. 11.2 Grafische Darstellung des Strukturmodells zur Entbürokratisierung der Pflegedokumentation, fokussierend auf Hörschädigung. (Eigene Darstellung)

11.3 Prozessschritte des „hörschädigungsgerechten" Pflegeprozesses

Die nachfolgend aufgezeigten Prozessschritte orientieren sich am Pflegeprozess von Fiechter und Meier und richten ihr Augenmerk unter anderem auf die beeinträchtigte/nicht mögliche interpersonelle Kommunikation mittels der gesprochenen Sprache, welche neben dem Umgang mit Hörsystemen (s. ▶ Kap. 12) von Pflegekräften vielfach als größter Unsicherheitsfaktor beschrieben wird.

11.3.1 Informationssammlung

Das pflegefachliche Erst- oder Aufnahmegespräch bietet sowohl eine Möglichkeit, Hörschädigungen frühzeitig zu erkennen als auch damit einhergehende, eventuell interventionsbedürftige Problemlagen wahrzunehmen.

- **Schwerhörigkeiten identifizieren: Oftmals erst im Gesprächsverlauf möglich**

Ob vordiagnostiziert oder nicht, eine Schwerhörigkeit zu erkennen, gelingt vielfach erst im Verlauf des Aufnahmegesprächs, da hörgeminderte – insbesondere ältere und hochaltrige Patient:innen – ihr „Hör- und Kommunikationsproblem" im Allgemeinen selten zu Gesprächsbeginn offenbaren. Zudem verfügen schwerhörige Menschen über ein umfangreiches Repertoire von Strategien, um diese selbst heute noch stigmatisierte sensorische Beeinträchtigung wahrlich meisterhaft zu verbergen. Auch getragene Hörgeräte, das sichere Indiz einer bereits diagnostizierten Schwerhörigkeit, verstecken sich vielfach gewollt gekonnt vor neugierigen Blicken.

Vor diesem Hintergrund empfiehlt es sich, konkrete Fragen bezüglich des Hörvermögens und der kommunikativen Problemlage erst zum Ende des Gesprächs, in Form einer Ich-Botschaft, empathisch formuliert einfließen zu lassen. Diese Vorgehensweise unterstützt den Aufbau einer Vertrauensbeziehung und erlaubt der aufnehmenden Pflegefachkraft die eingehende Beobachtung des Kommunikations- und Interaktionsverhaltens der Patientin/des Patienten im Gesprächsverlauf. Hier zeigen sich erste Hinweise auf eine mögliche Schwerhörigkeit im typischen „Aufrichten" der Ohrmuschel mittels der Hand, dem etwas subtileren „Kopf in die Hand stützen und die Ohrmuschel mit Zeige- und Mittelfinger leicht nach vorne ausrichten" oder im unauffälligen „Zuwenden des besser hörenden Ohres" zur/zum Gesprächspartner:in. Eine auditive Leistungseinschränkung vermuten lassen des Weiteren:

Die undeutliche Aussprache von Zischlauten, Miss- oder Nichtverstehen verbaler Aussagen gepaart mit häufigem Nachfragen, leichte Ablenkbarkeit durch akustische Ereignisse, ein stark verzögertes Beantworten von Fragen, das permanente „Starren" auf Gesicht und Lippenbewegungen der Pflegefachkraft, eine angespannte Körperhaltung, ein fragender oder verkrampfter Gesichtsausdruck sowie die hilfesuchenden Blicke zu ggf. begleitenden An-/Zugehörigen, oft verknüpft mit der kaum hörbaren bitte, Letztgenannte mögen das Aufnahmegespräch fortführen (Decker-Maruska 2021, 2018).

Für Pflegekräfte oftmals irritierend und einer gewissen Komik nicht entbehrend: Mitten im Gespräch nimmt die Patientin/der Patient plötzlich das Smartphone zur Hand und beginnt darauf zu tippen. Mit hoher Wahrscheinlichkeit wird hier jedoch keine Nachricht verfasst, sondern Lautstärke oder Klang eines perfekt unter den Haaren verborgenen Hörsystems eingestellt.

Auch aktives Zuhören zahlt sich aus. So sind es die eher beiläufigen Anspielungen der Patient:innen, welche beispielsweise die „nuschlige" Aussprache des Enkelsohns, das „absichtlich" leise Sprechen der Tochter sowie das „plötzlich nicht mehr anklopfen können" ebenso bemängeln wie ein „nicht mehr alles richtig erzählt zu bekommen". Aufhorchen lassen sollten überdies Aussagen zu einem (früheren) lärmexponierten Arbeitsplatz oder Beruf und seit Längerem bestehende, quälende Ohrgeräusche. An-/Zugehörige hingegen beanstanden unter anderem den „brüllenden Fernseher", das „bewusste" „nur das hören, was man hören will" oder den Rückzug aus dem familiären Miteinander. Zudem reklamieren sie die kategorische Ablehnung der Patientin/des Patienten einer – schon seit Jahren überfälligen – HNO-fachärztlichen Untersuchung sowie die konsequente Nichtnutzung vorhandener Hörsysteme und berichten besorgt von wiederkehrenden Gleichgewichtsstörungen, Schwindelattacken oder Sturzereignissen.

Schwerhörige Patientinnen und Patienten registrieren im Gesprächsverlauf schnell eine ihrer kommunikativen Bedarfslage entsprechende Kompetenz professionell Pflegender. Dies wird nicht selten mit Kommentaren wie „Sie kann man aber gut verstehen" oder „Sie sprechen wunderbar deutlich" honoriert. Sich verstanden fühlend, gewährt die hörgeminderte Patientenklientel diesen Pflegekräften einen Vertrauensvorschuss und signalisiert ihre Bereitschaft, konkrete Fragen betreffend das „Hör- und Kommunikationsproblem" sowie einen eventuell erforderlichen Unterstützungsbedarf bei der Handhabung von Hörgeräten zu beantworten.

Bei alledem darf jedoch nicht ungesagt bleiben: Schon heute thematisiert eine gewisse Anzahl hörgeminderter Patient:innen ihr „Problem" schon zu Beginn eines Aufnahmeinterviews, fordert ein angemessenes Umgangsverhalten ein und verweist nicht ohne Stolz auf die vielfältigen Funktionen ihrer Hightechhörgeräte. Konsequente Nutzung und Verbesserung der Lebensqualität eingeschlossen. Die Anzahl dieser selbstbewussten, eine bedarfsgerechte und bedürfnisorientierte Pflege einfordernden schwerhörigen Patientinnen und Patienten wächst (vgl. Decker-Maruska 2021).

> **Praxistipp**
>
> Eine hilfreiche Strategie zur „Identifikation" von Schwerhörigkeit betrifft das Kommunikationsverhalten der aufnehmenden Pflegefachkraft. Vergessen Sie, verehrte Kolleginnen und Kollegen, im Gesprächsverlauf ab und zu das so ans Herz gelegte durchgängige Einhalten der Verhaltensregeln. Handeln Sie entgegengesetzt, indem Sie beispielsweise beim Sprechen die Hand vor den Mund nehmen, bewusst sehr leise reden und keinen Blickkontakt halten. Eine – wie auch immer geartete – Reaktion des Gegenübers lässt erfahrungsgemäß nicht lange auf sich warten.

11.3 · Prozessschritte des „hörschädigungsgerechten"...

- **Gehörlosigkeit und Spätertaubung: Vielfach schon bei Gesprächsbeginn offenbart**

Einen auditiven Leistungsverlust im Sinne von Gehörlosigkeit oder Spätertaubung zu erkennen, gestaltet sich deutlich einfacher, da jeder Versuch einer lautsprachgebundenen Kommunikation scheitert.

In diesem Wissen unterrichtet erfahrungsgemäß die Mehrzahl gebärdensprachlich orientierter gehörloser und spätertaubter Patient:innen anhand einer vorgefertigten schriftlichen Information oder, sofern von einer hörenden, gebärdensprachkompetenten Person begleitet, mittels DGS die aufnehmende Pflegefachkraft ungefragt bereits zu Gesprächsbeginn über den Hörverlust sowie die Unfähigkeit, lautsprachlich zu kommunizieren. Sollten gebärdensprachlich orientierte Patientinnen oder Patienten beim Anamneseinterview auf sich allein gestellt sein, empfiehlt es sich, das Gespräch zu verschieben und umgehend die Suche nach einer entsprechenden Assistenzperson zu starten. Wohl wissend, dass Gebärdensprachdolmetscher:innen kaum sofort greifbar sind, verweisen die Patient:innen nicht selten auf die verfügbare Unterstützung durch ihnen vertraute Personen oder An-/Zugehörige.

Ein vergleichbares Vorgehen favorisieren auch die meisten lautsprachlich orientierten spätertaubten, sowohl ohne als auch mit einer Hörprothese (etwa einem Cochlea-Implantat) versorgten Patientinnen und Patienten. Zudem informiert die besagte Patientengruppe selbst oder durch die Begleitperson über ihrerseits bevorzugte Kommunikationsformen oder Verständigungsmöglichkeiten sowie ein der individuellen kommunikativen Bedarfslage entsprechendes Umgangsverhalten (s. ▶ Kap. 10, Kommunikation).

Darüber hinaus thematisiert die gehörlose/spätertaubte Patientenklientel oftmals die erforderliche Unterstützung durch Gebärdensprach- bzw. Schriftdolmetscher:innen bei anstehenden Arztgesprächen (s. ▶ Kap. 10, Kommunikation). In einigen Fällen ist eine solche seitens der Patient:innen bestellte Assistenzperson schon beim Erstgespräch zugegen, in anderen Fällen verweisen die Patientinnen und Patienten auf Nachfrage auf ihnen bekannte professionell agierende Dolmetscher:innen. Dass deren Kontaktdaten in der Patientenakte zu dokumentieren sind, versteht sich von selbst.

> **Wichtig**
> Ansprechpartner/Ansprechpartnerin im Rahmen eines Gesprächs ist stets die Patientin/der Patient und nicht die dolmetschende Person!!!

Praxistipp

Etablieren Sie ein Verzeichnis qualifizierter Gebärden- und Schriftsprachdolmetscher:innen. So geht's am einfachsten: Hinterlegen Sie jeden beim Aufnahmegespräch erfassten und in der Patientenakte dokumentierten Kontakt zusätzlich in einem Verzeichnis. Mittelfristig entsteht so ein „Dolmetscherpool", auf den Sie im Bedarfsfall ohne großen Rechercheaufwand zugreifen können.

- **Zusätzliche Informationsquellen nutzen, aber auch kritisch hinterfragen**

Weitere Hinweise etwa auf eine vordiagnostizierte Hörschädigung, Verständigungsstrategien oder Hörsysteme und den Unterstützungsbedarf bei deren Handhabung liefern erfahrungsgemäß Pflegeüberleitungsdokumente. Lohnenswert ist zudem die Durchsicht von Arztbriefen oder Einweisungsformularen, da hier eine bereits diagnostizierte Hörschädigung aufgeführt sein kann. Im klinischen Versorgungsbereich tätigen Pflegefachkräften ist außerdem der kurze Blick auf das Eingangsscreening zur Identifikation eines geriatrischen Behandlungsbedarfs zu empfehlen. Einige der Selbstbeurteilungsbögen beinhalten die Frage nach einer möglicherweise vorliegenden Schwerhörigkeit.

Sollte in Überleitungsbögen eine reduzierte Kooperationsbereitschaft, mangelnde Mitarbeit und inadäquates Verhalten ohne Angabe einer Hörschädigung aufgeführt sein, sind diese Aussagen kritisch zu hinterfragen. Dies gilt auch für einen – in Arztbriefen dokumentierten – Verdacht auf eine demenzielle Erkrankung oder Sturzereignisse ohne Informationen zum Hörstatus.

11.3.2 Hörschädigungsbedingte Probleme und Ressourcen

Bevor wir die vorab gesammelten Informationen hinsichtlich pflegerelevanter Probleme analysieren, richtet sich der Blick auf die Definition eines hörschädigungsbedingten Pflegeproblems.

Das wohl prominenteste Beispiel eines derartigen Pflegeproblems findet sich in der, teils erheblichen Beeinträchtigung/dem Verlust der lautsprachlichen Kommunikationskompetenz, welche bekanntermaßen im Miss- oder Nichtverstehen lautsprachgebundener Informationsinhalte resultiert. Das bedürfnisorientierte Pflegemodell von M. Krohwinkel zugrunde legend, kennzeichnet besagtes Miss- oder Nichtverstehen eine Einschränkung im „ABEDL kommunizieren können". Bedarf diese der Kompensation im Sinne einer pflegefachlichen Intervention liegt gemäß der Definition von Krohwinkel ein Pflegeproblem vor (Decker-Maruska 2021). Im SIS-Strukturmodell ist das hörschädigungsbedingte Miss- oder Nichtverstehen im Themenbereich „Kommunikation und Kognition" anzusiedeln. Allerdings tangiert besagtes Pflegeproblem angesichts der durchgängigen Präsenz der gesprochenen Sprache im Prozessgeschehen sowie im alltäglichen Leben nahezu alle ABEDLs bzw. Themenbereiche.

- **Hörschädigungsbedingte Pflegeprobleme erkennen**

Analysiert man die zuvor gesammelten Daten, lässt sich aufgrund des Verhaltens der Patient:innen sowie deren und der Aussagen von An-/Zugehörigen zusätzlich zum Verdacht auf Schwerhörigkeit ein pflegerelevantes Problem im Bereich der Kommunikation erkennen. Ebenfalls interventionsbedürftig zeigt sich das als „zu leise" wahrgenommene Sprechen der Tochter, das möglicherweise eine Verlegung des Gehörgangs verantwortet. Diese Annahme erhärtet der Hinweis auf den lange zurückliegenden Besuch einer HNO-Fachärztin/eines HNO-Facharztes. Eine pflegefachliche Intervention erfordert auch der Rückzug aus dem sozialen und familiären Geschehen sowie das beschriebene Ohrgeräusch. Ein pflegerelevantes

Kommunikationsproblem zeigt sich ebenfalls bei gebärdensprachlich orientierten spätertaubten und gehörlosen sowie bei lautsprachlich orientierten spätertaubten Patient:innen. Unterstützung benötigt zudem die zwischenmenschliche Verständigung bei diagnostischen Maßnahmen wie Röntgen, Sono- und Echokardiografien und endoskopischen Untersuchungen, die in abgedunkelten Räumlichkeiten stattfinden. Ein weiteres Pflegeproblem lässt sich in der Nichtnutzung bzw. der interventionsbedürftigen Handhabung vorhandener Hörgeräte und Hörprothesen erkennen, dem sich ▶ Kap. 12 eingehender widmet.

- **Ressourcen erkennen**

Zu den Ressourcen hörgeschädigter Patientinnen und Patienten zählen unter anderem eine zu allen Qualitäten (zeitlich, örtlich, zur Person) uneingeschränkte Orientierung, die (oft langjährig) geübte Anwendung passgenauer Kompensationsstrategien wie der Hörtaktik einschließlich Absehen und intakte, selbstständig handelbare Hörgeräte/Hörprothesen. Weitere Ressourcen finden sich in einem positiven Selbstwertgefühl sowie dem offenen Umgang mit der Kommunikationsproblematik. Neben der Fähigkeit/Fertigkeit, digitale Kommunikationstechniken wie Transkriptions-Apps zu nutzen, stellen das Wissen gehörloser/spätertaubter Patient:innen um Telefondolmetschdienste wie Tess oder Telesign und die verfügbare Unterstützung durch gebärdensprachkompetente An-/Zugehörige vorhandene Ressourcen dar.

11.3.3 Risikomatrix des SIS®-Strukturmodels und hörschädigungsbedingte Risiken

Hörschädigungen stellen einen risikorelevanten Faktor in der professionellen Pflege betroffener Patientinnen und Patienten dar. Diesem Aspekt wird jedoch bislang und nicht zuletzt in Ermangelung eines Expertenstandards kaum Rechnung getragen. Die Risikomatrix des SIS®-Strukturmodels bietet die Möglichkeit, eine Änderung herbeizuführen und Hörschädigungen hinsichtlich möglicher pflegerelevanter Risiken zu bewerten. Die nachfolgenden Beispiele zeigen im Zusammenhang mit Hörschädigungen stehende Risiken auf.

- **Hörschädigungsbedingtes Deprivationsrisiko**

Die erhöhte Gefahr einer sensorischen sowie sozialen Deprivation (s. ▶ Kap. 8, Auswirkungen von Hörschädigungen) stellt, insbesondere in der ambulanten und stationären Langzeitpflege, ein zu beachtendes Risiko dar.

Rückzug und Isolation sowie dem Entzug von Sinnesreizen mit entsprechenden Angeboten vorzubeugen, fällt in den Aufgabenbereich beruflich Pflegender. Jedoch wird sich dies angesichts schwindender personeller Ressourcen zukünftig noch schwieriger gestalten als bislang, sodass An-/Zugehörige sowie ehrenamtlich tätige Unterstützungspersonen wie die „Grünen Damen und Herren" sicherlich verstärkt einzubinden sind.

- **Risiko der Fehleinschätzung von Schwerhörigkeit im Sinne einer demenziellen Erkrankung**

Auch die Einschätzung der kognitiven Befindlichkeit schwerhöriger Patient:innen birgt das latente Risiko einer Fehleinschätzung im Sinne einer „hörminderungsbedingten Pseudodemenz". Obgleich beruflich Pflegende maßgeblich dazu beitragen können, diese Gefahr zu minimieren, verantworten die – oftmals im Rahmen der Demenzdiagnostik zur Anwendung gebrachten – lautsprachbasierten Testverfahren eine mögliche Fehleinschätzung.

Um hier entgegenzuwirken, bedarf es im Vorfeld einer lautsprachgebundenen kognitiven Testung der verlässlichen Beurteilung des Hörstatus. Hier empfiehlt sich eine HNO-fachärztliche Untersuchung mit anschließender audiometrischer Testung (Ton- und Sprachaudiometrie). Zudem besteht die Möglichkeit, auf nichtlautsprachbasierte Testverfahren, wie etwa den MoCa-HI (Lerch, Benz 2017) oder den O-DEM (Ballasch et al. 2023), zuzugreifen.

In diesem Kontext sei noch darauf hingewiesen, dass für gebärdensprachlich orientierte Patient:innen mit dem KoDGS ein Demenzscreeningverfahren in Deutscher Gebärdensprache (Stockleben et al. 2024) entwickelt wurde. Inwieweit dieser jedoch bereits im Versorgungsalltag eingesetzt wird, entzieht sich derzeit meiner Kenntnis.

- **Hörschädigungsbedingtes Sturzrisiko**

Last but not least ist noch das erhöhte Sturzrisiko hörgeschädigter, insbesondere älterer Patient:innen aufzuzeigen (Löhler et al. 2019), welches auf Gleichgewichtsstörungen oder Schwindelattacken auslösenden Störungen des vestibulären Systems beruhen kann. Gesellen sich eine Visusminderung und/oder eine Störung der körpereigenen Wahrnehmung hinzu, erfährt die Brisanz der Problematik nicht selten eine deutliche Verschärfung. Die HNO-fachärztliche Abklärung ist hier ebenso unerlässlich wie die Risikoeinschätzung und Bewertung gemäß des Expertenstandards „Sturzprophylaxe in der Pflege"(Deutsches Netzwerk für Qualitätsentwicklung in der Pflege o. J.).

Oftmals äußern sich Gleichgewichtsstörungen in einem schwankenden Gang oder einem unsicheren, zögerlichen Gehen in diffus beleuchteten Räumen/Stations-/Einrichtungsfluren sowie bei Dunkelheit. Bei Tageslicht ist dies weniger beobachtbar. Eine ausreichende Beleuchtung kann hier die Sturzgefahr reduzieren.

11.3.4 Festlegen von Pflegezielen

Da eine bestmögliche, von Miss- oder Nichtverstehen weitestgehend befreite interpersonelle Kommunikation in jeglicher Situation sowohl im Interesse der hörgeschädigten Patientenklientel als auch der professionell Pflegenden liegt, findet sich in der Festlegung der individuellen Kommunikationsbedarfe und -wünsche der Patientinnen und Patienten ein erstes Pflegeziel. Ein weiteres Ziel kann die Information aller am Prozessgeschehen beteiligten Berufsgruppen hinsichtlich der kommunikativen Bedarfslage der Patient:innen darstellen. Ebenfalls als ein mögliches Ziel zu besprechen ist die unverzügliche Information der beruflich Pflegenden bei Miss- oder Nichtverstehen lautsprachgebundener Mitteilungen oder einer unpassenden Positionierung der Pflegekräfte etwa bei Gesprächen. Besteht der Verdacht auf Schwerhörigkeit, stellt eine erste pflegefachliche Einschätzung mittels standardisierter Testverfahren und die Inspektion des äußeren Gehörgangs ein anzustrebendes Pflegeziel dar, wobei in diesem Kontext der Hinweis auf eine ggf. zeitnahe Einbindung einer HNO-Fachärztin/eines HNO-Facharztes nicht fehlen sollte. Ein weiteres Ziel bei schwerhörigen älteren Patient:innen kann die Einschätzung der Auswirkung der durch eine auditive Leistungseinschränkung hervorgerufenen Behinderung auf das soziale und emotionale Leben und Erleben darstellen. Ebenfalls vorzuschlagen ist eine HNO-fachärztliche Abklärung des Ohrgeräuschs nebst der Überprüfung der aktuellen Medikation.

11.3.5 Pflegemaßnahmen planen und durchführen

In Bezug auf eine bestmöglich funktionierende interpersonelle Kommunikation finden sich durchzuführende Maßnahmen etwa in der durchgängigen Einhaltung der bekannten Verhaltensregeln seitens der beruflich Pflegenden, der schriftlichen Übermittlung lautsprachgebundener Nachrichten bei lautsprachlich orientierten spätertaubten Patient:innen oder der Einbindung gebärdensprachkompetenter An-/Zugehöriger vor allem bei längeren Gesprächen (z. B. der Pflegeplanung) mit gebärdensprachlich orientierten spätertaubten/gehörlosen Patientinnen und Patienten.

Eine weitere Intervention stellt die für alle am Versorgungsprozess beteiligten Berufsgruppen zugängliche Information der kommunikativen Problemlage der Patient:innen dar. Dies bedeutet, die Art der Hörschädigung und die bevorzugte Art und Weise der Verständigung in die Patientenakte einzupflegen und in die versorgenden Teams zu kommunizieren. Im klinisch-stationären Bereich und in der stationären Kurz- und Langzeitpflege sorgt überdies ein visueller Hinweis auf die Art der Hörschädigung am Fußteil (Griff) des Patientenbettes für eine zusätzliche Information. Zur Anwendung kommen können hier beispielsweise Aufkleber mit speziellen Piktogrammen, wobei vor allem ältere schwerhörige Patient:innen diesen markanten Hinweis auf ihr Hörproblem eher selten wünschen. Als erfahrungsgemäß ausreichend erweisen sich hier beispielsweise farbige Klebepunkte, deren Bedeutung allen Klinik-/Einrichtungsmitarbeiter:innen bekannt ist.

Stehen Diagnoseverfahren in abgedunkelten Räumlichkeiten an, stellt erfahrungsgemäß die persönliche Information der dort agierenden Personen betreffend die kommunikative Problemlage der Patientin/des Patienten eine weitere Maßnahme dar. Dies beinhaltet überdies den Hinweis, im Vorfeld der Untersuchung eventuell abzulegende Hörgeräte/Implantate nach Beendigung der Untersuchung den Besitzer:innen umgehend wieder auszuhändigen. Wichtig zudem: Informieren Sie als Pflegefachkraft beispielsweise bei Röntgenuntersuchungen die MTRs (medizinische Technologin/medizinischer Technologe für Radiologie) darüber, lautsprachliche Informationen wie „Ein-/Ausatmen" zusätzlich durch Handzeichen zu visualisieren. Diese Vorgehensweise im Vorfeld mit den Patient:innen abzustimmen, erscheint selbstverständlich.

Zur Einschätzung der Häufigkeit von Miss-/Nichtverstehen oder unangepasster Positionierung der Pflegefachkräfte empfiehlt sich im klinischen Versorgungsbereich eine, am Bettplatz der Patient:innen hinterlegte Strichliste. Die Maßnahme eignet sich erfahrungsgemäß gut für den klinischen Versorgungsbereich, jedoch nur bedingt für den Bereich der stationären Kurz- und Langzeitpflege. In der Tagespflege und der ambulanten Langzeitpflege ist diese Maßnahme unangebracht.

Für die pflegefachliche Ersteinschätzung des Hörvermögens eignen sich standardisierte Screeninginstrumente wie der in ◘ Abb. 11.3 dargestellte Zahlenflüstertest nach Macphee, Crowther, Mc Alpine (Von Rentelen-Kruse 2004, 2009, S. 250) oder der in ◘ Abb. 11.4 aufgezeigte Mini-Audio-Test, kurz MAT (Löhler

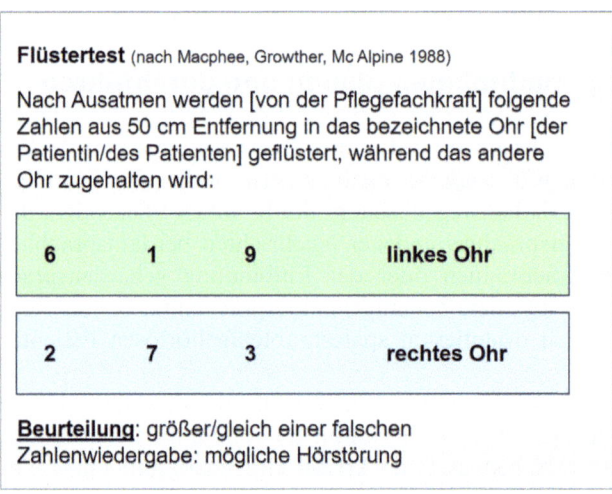

◘ **Abb. 11.3** Zahlenflüstertest, vgl. Von Rentelen-Kruse 2004, 2009, S. 250. (Eigene Darstellung)

Mini-Audio-Test (MAT) (Löhler et al. 2013)

Name: _____

Geburtsdatum: _____ Geschlecht: m ☐ w ☐

Beantworten Sie bitte jede Frage spontan. Wenn sie die entsprechende Situation nicht kennen, versuchen Sie bitte, sich eine möglichst ähnliche vorzustellen. Bitte beantworten Sie unbedingt alle Fragen. Vielen Dank!

		stimmt	stimmt teilweise	stimmt nicht
1.	Andere sagen, dass ich meine Fernseher zu laut einstellen würde			
2.	Das Zwitschern von Vögeln und das Zirpen von Grillen höre ich schlecht			
3.	Eine Unterhaltung mit einer anderen Person in einem fahrenden Bus verstehe ich schlecht			
4.	Wenn jemand flüstert, habe ich Problem, ihn zu verstehen			
5.	Meine Hörprobleme führen zu Missverständnissen mit meinen Gesprächspartnern			
6.	Andere sagen mir, dass ich ein Hörproblem haben würde			
	Summe			
	Gesamtsumme			

Anweisung zur Auswertung: stimmt = 2 Punkte / stimmt teilweise = 1 Punkt / stimmt nicht = 0 Punkte

Pathologische Hör-Screening mit HNO-fachärztliche Abklärungsbedarf liegt vor bei:
Patient:innnen jünger als 60 Lebensjahre ab 2 Punkten / Patient:innen älter als 60 Lebensjahre ab 3 Punkten

◘ **Abb. 11.4** Mini-Audio-Test, Löhler 2015, S. 31. (Eigene Darstellung)

2015). Die Testungen sollten zeitnah zum Erstgespräch, spätestens am Folgetag stattfinden, um frühzeitig ggf. weitere Maßnahmen einzuleiten. Zu beachten: Ein aussagefähiges, unverfälschtes Testergebnis zu erzielen, erfordert die Durchführung in einer geräuscharmen und hallreduzierten Räumlichkeit.

Um dem Empfinden der Patient:innen, „zu leise" oder „wie durch Watte zu hören", auf den Grund zu gehen, bietet sich die Inspektion des äußeren Gehörgangs mittels Otoskop (Taschenotoskop) an. Nach vorangegangener Instruktion auch Pflegefachkräften erlaubt, ermöglicht diese beispielsweise Irritationen im Gehörgang wie Rötungen/Verletzungen der Wandung oder die Verlegung des Gehörgangs durch einen Fremdkörper/einen Cerumenpfropf ohne großen Aufwand zu erkennen. Nicht selten scheitert die Durchführung der Maßnahme am fehlenden Equipment, sprich dem in ◘ Abb. 11.5 dargestellten Otoskop. Hier kommt der „besondere Notfallkoffer" (s. ▸ Kap. 12) ins Spiel, der unter anderem ein Taschenotoskop beinhaltet.

Erhärtet das Ergebnis eines der beiden zuvor genannten Testverfahren den Verdacht auf Schwerhörigkeit und/oder ergibt die Inspektion eine Verlegung etwa

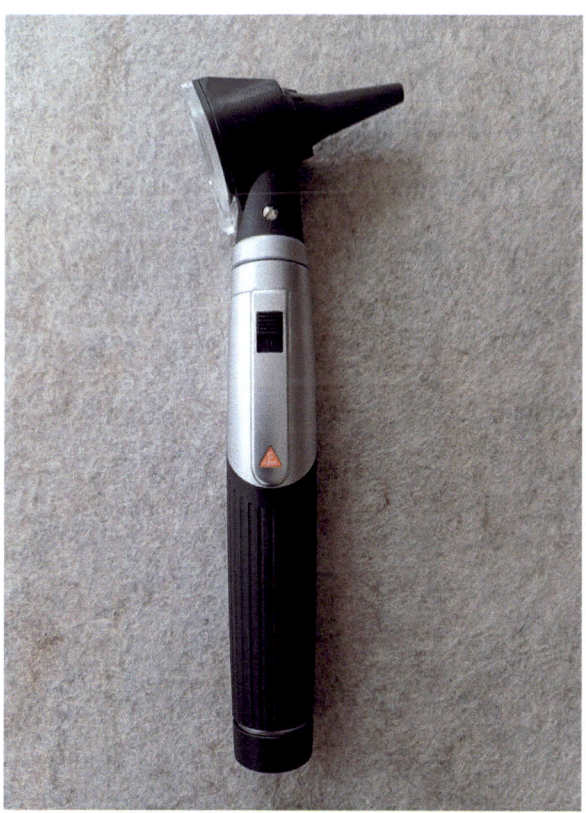

◘ **Abb. 11.5** Taschenotoskop mit aufgesetztem Einwegohrtrichter zur Inspektion des Gehörgangs. (Foto: M. Decker-Maruska – mit freundlicher Genehmigung von Heine Optotechnik GmbH & Co. KG, Gilching)

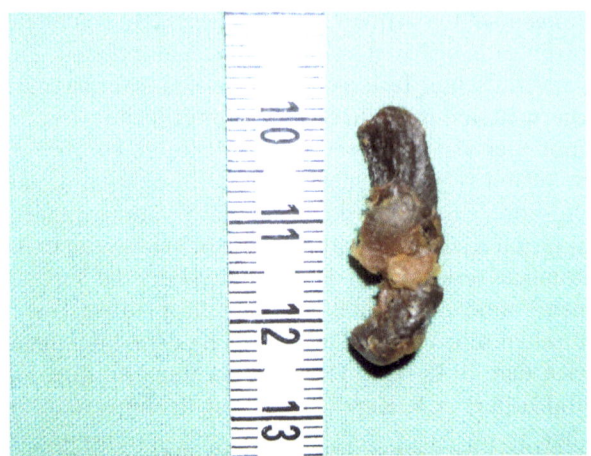

○ Abb. 11.6 Cerumenpfropf (Foto: M. Decker-Maruska)

durch einen Cerumenpfropf, wie ihn ○ Abb. 11.6 zeigt, trägt auch die professionelle Pflege Sorge für die zeitnahe HNO-fachärztliche Abklärung. Zeitnah bedeutet im Fall der Verlegung des Gehörgangs eine stets durch die behandelnden Klinikärztin/den Klinikarzt – in allen anderen Versorgungsbereichen durch die Hausärztin/den Hausarzt – anzuordnende HNO-fachärztliche Vorstellung der Patientin/des Patienten am nächstfolgenden Wochentag. Verfügt die Klinik über eine HNO-Fachabteilung/HNO-Ambulanz, gestaltet sich die Organisation eines Vorstellungstermins oftmals einfach. Anders in der ambulanten und stationären Kurz- und Langzeitpflege und in Kliniken, die keine HNO-Abteilung vorhalten. Hier ist die Terminierung einer fachärztlichen Vorstellung mit einem höheren Zeitaufwand verbunden, da sie die Vereinbarung eines Untersuchungstermins bei einer/einem niedergelassenen HNO-Fachärztin/Facharzt und die Organisation des Patiententransportes zur HNO-Praxis erfordert. Als hilfreich erweisen sich in solchen Fällen die oft guten Beziehungen der professionell Pflegenden zu HNO-Praxen und Krankentransportunternehmen.

Ebenfalls HNO-fachärztlich abklärungsbedürftig sind Ohrgeräusche. Hier trägt die professionelle Pflege Sorge für die Überprüfung der verordneten Medikation auf eine Ohrgeräusche auslösende unerwünschte Arzneimittelwirkung durch die behandelnde Ärztin/den behandelnden Arzt.

Zur Einschätzung der Schwerhörigkeit im Sinne einer Behinderung für das soziale und emotionale Leben und Erleben hörgeminderter älterer Patient:innen kann beispielsweise das Testverfahren HHIE-S (Hearing Handicap Inventory for the Elderly nach Ventry & Weinstein) (Von Rentelen-Kruse 2004, 2009, S. 250f) angewendet werden. Dies ist ein beruflich Pflegenden vielfach unbekanntes, im klinisch-stationären geriatrischen Setting jedoch öfter zum Einsatz kommendes Screeninginstrument, welches nach entsprechender Instruktion von Pflegefachkräften durchgeführt werden kann.

▪▪ **Aus dem Nähkästchen geplaudert**
Wenn Sie, verehrte Kolleg:innen, glauben, bei dem abgebildeten Cerumenpfropf handele es sich um ein KI-generiertes Exemplar: mitnichten. Dieses Prachtstück wurde vor mehr als 15 Jahren einer Patientin während ihres klinisch-stationären Aufenthaltes in einer Geriatrie im Rahmen eines speziellen Serviceprogramms (▶ Kap. 15, „Hörservice") entfernt. Und siehe da, auch die auditive Sprachwahrnehmung verbesserte sich sehr zur Freude der Patientin schlagartig um ein Vielfaches. Die positiven Auswirkungen des befreiten Gehörgangs spiegelten sich im Pflegealltag unter anderem in verbessertem inhaltlichem Verstehen lautsprachlicher Handlungsanweisung verbunden mit vermindertem Nachfragen und einer deutlichen Belebung der aktiven Mitarbeit wider.

11.3.6 Beurteilung der Wirkung der Pflege (Evaluation)

Die Bewertung der durchgeführten Maßnahmen im letzten Teilschritt des Pflegeprozesses lässt beispielsweise erkennen, dass die passgenauen Kompensationsmechanismen sowie die Information der Teams in einer bestmöglich funktionierenden interpersonellen Kommunikation resultiert. Dies bestätigen die Strichlisten, welche ein deutlich reduziertes Aufkommen von Miss-/Nichtverstehen und fehlerhafter Positionierung aufzeigen. Das Testergebnis des MAT erhärtet den Verdacht auf Schwerhörigkeit und die Ohrinspektion ergibt die Verlegung des Gehörgangs durch einen massiven Cerumenpfropf. Dieser kann bei der – wie geplant stattgefundenen – HNO-fachärztlichen Untersuchung jedoch nur anteilig entfernt werden. Seitens der HNO-Praxis wird um die zeitnahe Vereinbarung eines Folgetermins gebeten. Die HNO-fachärztliche Abklärung der Ohrgeräusche wurde seitens des Patienten letztlich doch abgelehnt und bei der Überprüfung der Medikation fand sich kein Medikament, das im Verdacht steht, Ohrgeräusche auszulösen.

11.3.7 Dokumentation

Ob papiergebunden oder EDV-gestützt, die Dokumentation zählte und zählt zu den eher weniger geliebten Aufgaben im berufspraktischen Alltag professionell Pflegender. Ungeachtet dessen weiß jedoch jede Pflegefachkraft um deren zwingende Notwendigkeit, nicht zuletzt vor dem Hintergrund der Information aller am Versorgungsprozess beteiligten Berufsgruppen sowie auch unter haftungsrechtlichen Gesichtspunkten. Dies bedeutet in Sachen Hörschädigung, sowohl die analysierte Art der Hörschädigung als auch die seitens der betroffenen Patient:innen favorisierten Kompensationsstrategien/Kommunikationsformen in die Patientenakte einzupflegen.

Die in ◘ Tab. 11.1 vorgestellten etablierten Kürzel in Bezug auf die Art der Hörschädigung gestatten eine präzise, zeit- und platzsparende Dokumentation derselben in papiergebundenen Patientenakten, wobei jedes Kürzel auch als sogenanntes Alarmkennzeichen in eine digitale Patientenakte eingepflegt werden kann. Darüber hinaus ist anzustreben, jedes im ambulanten und stationären Set-

☐ **Tab. 11.1** Kürzel zur Dokumentation der Art von Hörschädigungen sowie zu Kompensationsmechanismen. (Eigene Darstellung)

Dokumentation von Hörschädigungen		
Art der Hörschädigung (HS)	Etablierte Kürzel	Klinik-/Einrichtungseigene getestete, teils genutzte Kürzel
Verdacht auf Schwerhörigkeit	V.a.sh	---
Schwerhörigkeit	sh	---
Spätertaubung	et	---
Gehörlosigkeit	gl	---
Kompensationsmechanismen		
Verhaltensregeln beachten	---	VeHaRe!/VHR!
Aufschreiben/Schriftsprache	---	Aufsch/SchSp
Mundabsehen/Lipreading	---	Muab/LR
Fingeralphabet	FA	---
Lautsprachbegleitende Gebärde	LBG	---
Deutsche Gebärdensprache	DGS	---
Schriftdolmetscher:in	---	SchDol/SD
Gebärdensprachdolmetscher:in	---	DGSDol/DGSD

Anmerkung: Die Differenzierung von Schwerhörigkeit in Schallleitungs-, Schallempfindungs- und kombinierte Schwerhörigkeit hat sich in der Praxis als ebenso wenig zielführend erwiesen wie die Dokumentation des Grades (Ausprägung) einer Schwerhörigkeit.

ting zur Anwendung kommende Formular, wie etwa Anforderungen zu diagnostischen und konsiliarischen Untersuchungen, mit den vier in der Tabelle unter Art der Hörschädigung genannten Kürzel nebst einem jeweiligen Ankreuzkästchen auszustatten.

> **Wichtig**
> Nur eine HNO-fachärztlich diagnostizierte Schwerhörigkeit ist mit dem Kürzel „sh" zu dokumentieren, in allen anderen Fällen ist die Abkürzung „Verd. a. sh" (Verdacht auf Schwerhörigkeit) zu nutzen.

In ☐ Tab. 11.1 finden sich ebenfalls Kürzel zur Dokumentation von Kompensationsmechanismen. Jedoch handelt es sich lediglich bei den Abkürzungen FA, DGS und LBG um etablierte Kurzbezeichnungen. Allerdings haben im Verlauf der letzten Jahrzehnte einige wenige Kliniken und Einrichtungen der stationären Langzeitpflege eigene Kürzel entwickelt und getestet. Wenngleich diese in der rechten Tabellenspalte aufgeführten Abkürzungen meines Wissens nach kaum noch zur

Anwendung kommen, sollen sie hier nicht unerwähnt bleiben und dienen vielleicht der einen oder anderen Pflegefachkraft als Inspiration (vgl. Decker-Maruska 2021, S. 74).

Literatur

Neuer, D. (2011). Kybernetischer Regelkreislauf. In: Der Pflegeprozess, Masterarbeit zur Erlangung des akademischen Grades Master of Science in Pflegepädagogik, Universitätslehrgang Lehrer und Lehrerinnen der Gesundheits- und Krankenpflege Karl-Franzen-Universität Graz, 01.12.2011, Seite 24 – https://unipub.uni-graz.at/obvugrhs/content/titleinfo/217010/full.pdf

§4 – vorbehaltene Tätigkeiten. In: Pflegeberufegesetz Teil 1 Allgemeiner Teil, Abschnitt 2, Bundesrepublik Deutschland vertreten durch das Bundesministerium für Justiz – Redaktion: Bundesamt für Justiz – Kompetenzzentrum Rechtsinformationssystem des Bundes – Adenauerallee 99-103, 53113 Bonn, Deutschland https://www.gesetze-im-internet.de/pflbg/BJNR258110017.html

Kämmer, K. (2020). Das Strukturmodell der entbürokratisierten effizienten Pflegedokumentation, PDF, 20.09.20 – Karla Kämmer Beratungsgesellschaft. https://kaemmer-beratung.de/wp-content/uploads/2020/09/20_09_08_KKB_SIS-V-1.2.pdf

Charta der Rechte hilfe- und pflegebedürftiger Menschen (2018) – Artikel 4, S.14, Artikelnummer: 3BR06 Stand: Februar 2020, 14. Auflage. Gestaltung: www.zweiband.de, Druck: MKL Druck GmbH & Co. KG, Ostbevern, Herausgeber: Bundesministerium für Familie, Senioren, Frauen und Jugend Referat Öffentlichkeitsarbeit 11018 Berlin und Bundesministerium für Gesundheit 11055 Berlin. https://www.bmfsfj.de/resource/blob/93450/534bd1b2e04282ca14bb725d684bdf20/charta-der-rechte-hilfe-und-pflegebeduerftiger-menschen-data.pdf

Decker-Maruska, M. (2018). „Hörprobleme im Alter – oft verschwiegen und unterschätzt". In: Heilberufe/Das Pflegemagazin., S. 10–13, Juni 2018, Hrsg.: Springer Medizin Verlag GmbH. Berlin

Decker-Maruska, M. (2021). „Der schwerhörige ältere Patient – (k)eine Dauerbaustelle im Pflegealltag?!" In: Geriatrie up2date 2021; 3: S. 63–75, Januar 2021, Hrsg.: Thieme Verlag

Lerch, M., Benz, N. (2017). Montreal cognitive assessment (hearing impaired) (german version) in geriatric cognitive sreening (MoCA-HI). https://pmc.ncbi.nlm.nih.gov/articles/PMC6185197/ – letzter Zugriff 24.02.2025

Ballasch, I. et al. (2023). O-DEM: ein neues kognitives Screening bei Schwerhörigkeit. In: HNO. Ausgabe 9/2023. Springer Medizin Verlag GmbH. Berlin

Stockleben, L., Woll, B., J. Atkinson (2024). Demenz-Screening für gehörlose Menschen in Deutschland: der KoDGS (Kognitionstest in Gebärdensprache). Vortrag beim Kongress der deutschen Alzheimer-Gesellschaft. 10-12.10.2024, Fürth

Löhler, J. et al. (2019). Hörverlust und Sturzrisiko. In: Schwerhörigkeit im Alter – Erkennung, Behandlung und assoziierte Risiken. Deutsches Ärzteblatt. https://www.aerzteblatt.de/archiv/206888/Schwerhoerigkeit-im-Alter-Erkennung-Behandlung-und-assoziierte-Risiken – letzter Zugriff 24.02.2025

Deutsches Netzwerk für Qualitätsentwicklung in der Pflege (o. J.). Expertenstandard Sturzprophylaxe in der Pflege Hrsg.: Deutsches Netzwerk für Qualitätsentwicklung in der Pflege (DNQP), ISBN-13: 978-3-00-015082-1

Von Rentelen-Kruse, W (2004, 2009). Zahlenflüstertest nach Macphee, Growther, Mc Alpine, (1988) In: Medizin des Alterns und des alten Menschen. S. 250, ISBN 978-3-7985-1726-4 Steinkopff Verlag. Heidelberg.

Löhler, J. (2015). Mini-Audio-Test (MAT) nach Löhler et al., 2013. In: Schwerhörigkeit als Symptom. S. 31. Heilberufe – Das Pflegemagazin. Ausgabe 10. 67. Jahrgang.

Von Rentelen-Kruse, W (2004, 2009). Hearing Handicap Inventory for the Elderly (HHIE-S) nach Ventry und Weinstein (1982). In: Medizin des Alterns und des alten Menschen. S. 250f, Steinkopff Verlag. Heidelberg. ISBN 978-3-7985-1726-4

AWMF-Leitlinienregister. S2k-Leitlinie Periphere Hörstörungen im Erwachsenenalter. Registernummer 102-001. https://register.awmf.org/de/leitlinien/detail/102-001 – letzter Zugriff 05.05.2025

Weiterführende Literatur

Think Tank Vorbehaltsaufgaben (TT VA) & Deutsche Gesellschaft für Pflegewissenschaft e. V. (DGP) (2024). Vorbehaltsaufgaben der Pflege – Pflegewissenschaftliche und pflegerechtliche Grundlegung und Einordnung, Hrsg. Deutsche Gesellschaft für Pflegewissenschaft, Duisburg, ISBN 978-3-00-078242-8

Medizinscher Dienst Bund (KÖR). Expertenstandards nach § 113a SGB XI; Theodor-Althoff-Str. 47, 45133 Essen https://md-bund.de/themen/pflegequalitaet/expertenstandards-in-der-pflege.html – letzter Zugriff 5.5.25

Konventionelle Hörgeräte und Cochlea-Implantat im Allgemeinen und der Umgang mit denselben im Besonderen

Inhaltsverzeichnis

12.1 Konventionelle Hörgeräte im Allgemeinen – 105
12.1.1 Bauformen konventioneller Hörgeräte und deren Modellvarianten – 108
12.1.2 Hilfreiche Rot-Blau-Markierung – 110
12.1.3 Energieversorgung: Batterien und Akkus – 111
12.1.4 Klein, kleiner, interventionsbedürftig – 113

12.2 Cochlea-Implantat (CI) im Allgemeinen – 114
12.2.1 Aufbau eines CI – 114
12.2.2 Funktionsprinzip und Energieversorgung – 116
12.2.3 Versorgungsablauf – 116
12.2.4 Dokumentation – 118

12.3 Umgang mit konventionellen Hörgeräten und einem Cochlea-Implantat – 119
12.3.1 Grundsätzliches zum Umgang mit beiden Hörsystemen – 119
12.3.2 Pflege und Reinigung von Hörgeräten – 121
12.3.3 Batteriewechsel bei Hörgeräten – 128
12.3.4 Funktionsstörungen bei Hörgeräten – 132
12.3.5 Akustische Funktionskontrolle bei Hörgeräten – 134
12.3.6 Kinnbügelhörverstärker – 136

© Der/die Autor(en), exklusiv lizenziert an Springer-Verlag GmbH, DE, ein Teil von Springer Nature 2025
M. Decker-Maruska, *Hörschädigung im Pflegealltag*, https://doi.org/10.1007/978-3-662-71237-5_12

12.3.7	Einsetzen und herausnehmen von HdO- und IO-Hörgeräten – 138	
12.3.8	Pflege und Reinigung eines HdO-Audioprozessors bei CI-Versorgung – 142	
12.3.9	Batteriewechsel bei HdO-Audioprozessoren – 144	
12.3.10	Funktionsstörungen bei einem HdO-Audioprozessor – 145	
12.3.11	An- und Ablegen eines HdO-Audioprozessors – 146	
12.3.12	Der „besondere Notfallkoffer" – 148	

Literatur – 150

Die primäre Aufgabe von Hörsystemen besteht darin, eine Hörminderung/einen Hörverlust bestmöglich auszugleichen und so das Lautsprachverständnis hörgeschädigter Menschen zu verbessern bzw. ein solches herbeizuführen. Exemplarisch für die unterschiedlichen Arten von Hörsystemen stehen hier konventionelle Hörgeräte und die Hörprothese Cochlea-Implantat (kurz CI), da beruflich Pflegende diesen im berufspraktischen Alltag zumeist begegnen. Doch statt den Patient:innen bei der interpersonellen Kommunikation im lautsprachlich geprägten Pflegealltag zum Vorteil zu gereichen, fristen besagte Hörsysteme oftmals ein ungenutztes „Nachtschrankschubladendasein", da den Patientinnen und Patienten nicht selten die benötigte Unterstützung beim Handling (Umgang/Handhabung) ihrer „Zweitohren" versagt bleibt. Verantwortlich für die Misere ist nach Meinung vieler Berufskolleg:innen ihre unzureichende Kenntnis in Bezug auf Hörgeräte und CIs im Allgemeinen und deren Handhabung im Besonderen. Beschrieben werden in diesem Kontext unter anderem Schwierigkeiten bei der korrekten Seitenzuordnung von Hörgeräten, dem Einsetzen/Herausnehmen derselben, dem Batteriewechsel, der Reinigung sowie dem Handling von Funktionsstörungen und der Funktionstestung. In Sachen Handhabung von Cochlea-Implantaten erachten Pflegefachkräfte unter anderem das Anlegen/Abnehmen der Hörprothese als extrem verunsichernd. Die nachfolgenden Ausführungen betrachten die vorgenannten Hörsysteme aus der Perspektive eines Pflegeproblems, vermitteln Kenntnisse in Bezug auf die Handhabung von und den Umgang mit vorgenannten Hörsystemen sowie zum benötigten Equipment. Zuvor jedoch Allgemeines zu Hörgeräten und der Hörprothese Cochlea-Implantat und deren Dokumentation.

12.1 Konventionelle Hörgeräte im Allgemeinen

Auch konventionelle Luftleitungshörgeräte (im Verlauf Hörgeräte genannt) bezeichnen gemäß der Definition des GKV-Spitzenverbands (Zitat): [...] technische Hilfen, die angeborene oder erworbene Hörfunktionsminderungen, die einer kausalen Therapie nicht zugänglich sind, möglichst weitgehend ausgleichen [...] " (GKV-Spitzenverband 2020, S. 7).

- **Funktionsprinzip**

Sehr vereinfacht dargestellt wird bei Hörgeräten der einfallende Schall – vor allem gesprochene Sprache und andere alltagsrelevante Schallereignisse – vom Mikrofon aufgenommen, im Signalprozessor (Minicomputerchip) verarbeitet, das modifizierte Signal wieder in ein akustisches Ereignis umgewandelt und mittels eines kleinen Lautsprechers in den äußeren Gehörgang geleitet, um vom Trommelfell in bekannter Manier weitertransportiert zu werden. Im Ergebnis soll den Nutzer:innen eine Hörwahrnehmung ermöglicht werden, die dem „normalen Hören" nahekommt. Die Betonung liegt hier wohlgemerkt auf „nahekommt", denn auch die heutigen, fast ausnahmslos auf einer digitalen Signalverarbeitung basierenden Hörgeräte (Kießling 2008) können ein intaktes Gehör nicht ersetzen.

Verordnung und Anpassung

Die Verordnung für eine ein- oder beidseitige Hörgeräteversorgung beruht immer auf der Indikationsstellung durch eine Fachärztin/einen Facharzt für HNO-Heilkunde. Resultiert deren umfassende Untersuchung in der Feststellung einer nur mit Hörgeräten (ein- oder beidseitig) auszugleichenden Schwerhörigkeit, erhält die Patientin/der Patient eine entsprechende Verordnung nebst der Empfehlung, bei einer Hörgeräteakustikerin/einem Hörgeräteakustiker vorstellig zu werden.

Neben diesem klassischen, nachfolgend kurz beschriebenen Versorgungsweg besteht auch die Möglichkeit einer Hörgeräteversorgung durch die Fachärztin/den Facharzt für HNO-Heilkunde über den sogenannten „Verkürzten Versorgungsweg".

Hörgeräteakustiker:innen obliegt unter anderem die Beratung der Patient:innen sowie die individuelle Anpassung, Programmierung und Wartung von Hörgeräten. Um ein optimales Versorgungsergebnis zu erzielen, erstellen die Fachleute ein sogenanntes Hörprofil. Das Profil gleicht einer pflegefachlichen Informationssammlung und beinhaltet neben den Ergebnissen verschiedener Testverfahren erfragte Informationen etwa zu Hörgewohnheiten und Vorlieben sowie zu Vorerkrankungen oder Ereignissen, die möglicherweise zur Beeinträchtigung des Hörvermögens geführt haben könnten. Auf Grundlage des Hörprofils trifft die Akustikerin/der Akustiker eine Auswahl des/der in Betracht kommenden Hörgeräte. Um die Entscheidung für den späteren Kauf eines bestimmten Gerätes zu erleichtern, empfehlen die meisten Akustiker:innen, favorisierte Geräte unterschiedlicher Preiskategorien über einen abzusprechenden Zeitraum (meist 3–4 Wochen) im gewohnten Lebensumfeld auszuprobieren. Nach Kaufentscheidung und Anpassung des/der ausgewählten Hörgeräte bedarf es nicht selten weiterer Akustikertermine, bis die optimale Einstellung gefunden ist, was durchaus mehrere Wochen in Anspruch nehmen kann und neben der konsequenten Nutzung des/der Hörgeräte ein gewisses Maß an Geduld erfordert. Wie zu Beginn aufgezeigt, obliegt den Akustiker:innen zudem die Nachsorge, sprich die Wartung der erworbenen Hörgeräte im Rahmen regelmäßiger Kontrolltermine. Darüber hinaus sind die Fachleute auch Ansprechpartner bei möglicherweise auftretenden Problemen.

> **Wissenswert**
>
> Nicht wenige Hörgerätefachgeschäfte bieten die Möglichkeit der Wartung und Nachsorge (Feineinstellung, Gerätekontrolle usw.) sowie Beratung zu und Erstversorgung mit Hörgeräten durch ihre Akustiker:innen im häuslichen Lebensumfeld schwerhöriger Menschen an. So sind heute in einigen Einrichtungen der stationären Langzeitpflege regelmäßige Visiten der Fachleute zur Hörgerätekontrolle, aber auch zur Schulung des Pflegepersonals gang und gäbe. Vergleichbar den Langzeitpflegeeinrichtungen sollten auch Kliniken, nicht zuletzt vor dem Hintergrund von Personalschulungen, eine Kooperation mit Hörgerätakustiker:innen überdenken.

Um den Versorgungsprozess abzuschließen, erweist sich beim klassischen Versorgungsweg die Wiedervorstellung bei der/dem verordnenden HNO-Fachärztin/-Facharzt als zielführend. Bei der Abschlussuntersuchung überzeugen sich diese davon, ob mit den angepassten Hörgeräten ein ausreichender Gebrauchsnutzen erzielt wird (Hesse 2015, S. 197). Erfahrungsgemäß raten die Mediziner in diesem Rahmen zu weiteren regelmäßigen Kontrollterminen, um unter anderem den Gehörgang von möglichen Cerumenansammlungen zu befreien, welche die Leistung der Hörgeräte mindern können.

> **Praxistipp**
>
> Mit Hörgeräten versorgte Patient:innen/deren An-/Zugehörige beim Erst-/Aufnahmegespräche um die Kontaktdaten der behandelnden HNO-Fachärztin/des HNO-Facharztes sowie der betreuenden Akustikerin/des Akustikers bitten bzw. mitgebrachte Unterlagen dahingehend durchforsten und die Kontaktmöglichkeiten im Stammdatenblatt der jeweiligen Patientin/des Patienten hinterlegen. Diese in der ambulanten und stationären Langzeitpflege übliche Vorgehensweise erspart im Bedarfsfall eine zeitaufwendige Recherche und sollte auch im klinisch-stationären Setting gängige Praxis werden.

- **Je früher, umso besser**

Auch heute noch ist das Tragen von Hörgeräten nebst dem damit verbundenen Eingeständnis eines nachlassenden Hörvermögens schambesetzt, denn: Im Gegensatz zur Brille, die im gesellschaftlichen Kontext das Privileg eines Statussymbols genießt, haftet dem Tragen von Hörgeräten weiterhin der fade Beigeschmack von „gedanklich verlangsamt, geistig nicht ganz auf der Höhe und irgendwie alt und gebrechlich zu sein" an. Nicht zuletzt trägt auch diese Denkweise dazu bei, dass insbesondere Menschen im fortgeschrittenen Lebensalter einer Hörminderung oft lange Zeit keine Bedeutung beimessen möchten, sie in einigen Fällen sogar wissentlich ignorieren. Sich an die eingeschränkte Hörwahrnehmung gewöhnend, verlernt das Gehirn mit der Zeit, wie es ist, „gut zu hören". Anders gesagt: In Ermangelung eines ausreichenden akustischen Inputs verringern die für die Hör- und Sprachwahrnehmung wichtigen Hirnareale zunehmend ihre Aktivität in Sachen auditive Signalverarbeitung.

Die passgenaue Versorgung mit Hörgeräten schafft jedoch die Möglichkeit, den inaktiven Arealen wieder eine ausreichende Anzahl akustischer Signale zukommen zu lassen und sie so in einem gewissen Maß zu „reaktivieren". Ein Vorgang der selten von heute auf morgen gelingt, denn das Gehirn benötigt Zeit, um sich an die vielfältigen „neuen" Höreindrücke in den unterschiedlichsten Hörsituationen zu gewöhnen bzw. die Verarbeitung und Filterung der eingehenden Signale wieder zu erlernen. Hörtrainings haben sich hierbei als sinnvolle Unterstützungsmaßnahme erwiesen. Für Hörgeräteneubesitzer:innen, die sich überdies noch mit dem „Fremdkörper" Hörgerät am/im Ohr sowie dem „doch anders als normal hören zu können" anfreunden müssen, eine oft schwierige und nicht selten herausfordernde Zeit. Doch je länger Frau oder Mann eine erforderliche Hörgeräteversorgung aufschiebt, umso schwieriger und zeitaufwendiger kann sich das Wiedererlernen des Hörens gestalten. Auch vor dem Hintergrund möglicher hörminderungsbedingter physischer, psychischer, sozialer und kognitiver Auswirkungen ist es ratsam, die selbst oder von anderen Menschen wahrgenommene Verschlechterung des Hörvermögens untersuchen zu lassen und ggf. mit Hörgeräten auszugleichen.

Um Hörminderungen frühzeitig zu erkennen, plädieren Fachärzt:innen für HNO-Heilkunde seit Jahren für eine jährliche Testung des Hörvermögens ab dem 50. Lebensjahr. Als Pflegefachkräfte sollten wir hier mit gutem Beispiel vorangehen.

12.1.1 Bauformen konventioneller Hörgeräte und deren Modellvarianten

Im Wesentlichen unterscheidet man bei den konventionellen Hörgeräten zwischen zwei Bauformen: Den Hinter-dem-Ohr Geräten (kurz HdO) und den Im-Ohr-Geräten (kurz IO). Wie die Bezeichnungen erahnen lassen, werden HdOs hinter dem Ohr, sprich hinter der Ohrmuschel, und IOs im Gehörgang getragen, wobei sich die beiden Bauformen in unterschiedlichen Modellvarianten präsentieren.

- **HdO-Gerätevarianten**

Bei den HdO-Hörgeräten gibt es einerseits die in ◘ Abb. 12.1 beispielhaft aufgezeigte Variante der sogenannten geschlossenen Versorgung. Früher, bei den älteren Hörgeräten, wurde das modifizierte Schallereignis vom Lautsprecher des Hör-

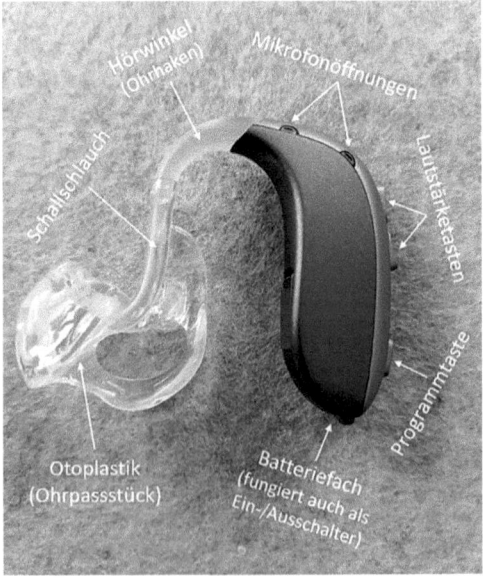

◘ Abb. 12.1 Beispiel HdO-Hörgerät - geschlossene Versorgung (Mit freundlicher Genehmigung von Bernafon Hörgeräte GmbH, Berlin – Foto und Beschriftung M. Decker-Maruska)

12.1 · Konventionelle Hörgeräte im Allgemeinen

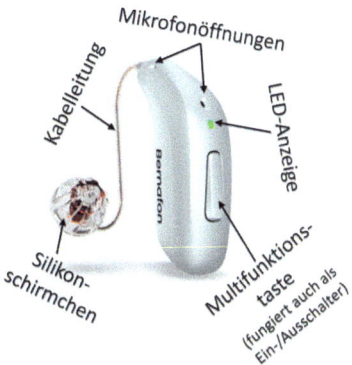

Abb. 12.2 Beispiel RITE-HdO-Hörgerät offene Versorgung (Mit freundlicher Genehmigung von Bernafon Hörgeräte GmbH, Berlin – Beschriftung M. Decker-Maruska)

gerätes durch einen flexiblen Silikonschlauch (Schallschlauch) und ein maßgefertigtes Ohrpassstück (Otoplastik) in den äußeren Gehörgang geleitet. Heutzutage stellt diese Versorgungsform eher die Ausnahme dar. Die individuelle Anfertigung der Otoplastik basiert hierbei auf einem, durch eine Hörgeräteakustikerin/einen Hörgeräteakustiker genommenen Abdruck der Ohrmuschel nebst vorderem Gehörgangsanteil.

Die zweite, in ◘ Abb. 12.2 exemplarisch dargestellte Variante stellt die sogenannte offene Versorgung dar. Der große Vorteil: Der Gehörgang bleibt offen und das Tragen des Hörgerätes gestaltet sich sehr angenehm. Zur Verfügung stehen hier zum einen Geräte mit in den Gehörgang führendem Dünnschlauch (Microschlauch), an dessen Ende ein maßgefertigtes kleines Ohrpassstück oder ein austauschbares Standardsilikonschirmchen für Halt sorgt. Ein anderes und in den letzten Jahren in der offenen Versorgung zumeist zum Einsatz kommendes Modell findet sich in Ex-Hörer-Geräten, auch als RIC oder RITE-Geräte (Receiver in canal bzw. Receiver in the ear) bekannt. Charakteristisches Merkmal dieses Gerätetyps: Der aus dem Gehäuse ausgelagerte (externe) Hörer (eng.: Receiver). Dieser befindet sich am Ende einer dünnen Kabelleitung, die anstelle des Microschlauchs in den Gehörgang führt.

- **IO-Gerätevarianten**

Bei den IO-Geräten unterscheidet man zwischen den in ◘ Abb. 12.3 zu sehenden klassischen Gehörgangsgeräten, kurz CIC-Geräten (Completely-in-Canal), die in den äußeren, knorpligen Teil des Gehörgangs eingesetzt werden, und den deutlich tiefer im Gehörgang getragenen IIC-Geräten (Invisible-in-Canal). Concha-Geräte, auch ITE-Geräte (In-the-Ear) genannt, welche die Ohrmuschel komplett oder teilweise ausfüllen, bekommt man heutzutage eher selten zu Gesicht (Hesse 2015, S. 189). Im Gegensatz zu den HdOs sitzt bei IOs die gesamte Technik in der Geräteschale, die, vergleichbar einem Ohrpassstück, individuell anhand eines Abdrucks des Gehörgangs gefertigt wird.

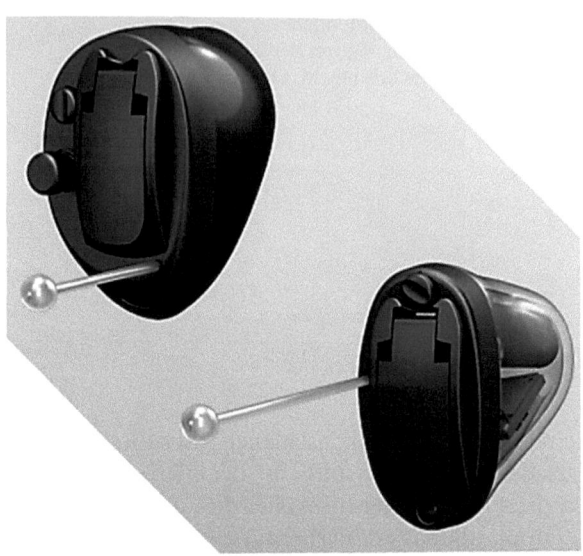

Abb. 12.3 Beispiele für IO-Hörgeräte: Oben links ein CIC-Modell und unten rechts ein IIC-Modell. (Mit freundlicher Genehmigung von Bernafon Hörgeräte GmbH, Berlin – farblich modifiziert M. Decker-Maruska)

12.1.2 Hilfreiche Rot-Blau-Markierung

Eine hilfreiche Orientierung bei der korrekten Seitenzuordnung der Hörgeräte bietet die weitverbreitete Rot-Blau-Kennzeichnung. So weisen für ein rechtes Ohr konzipierte Geräte stets eine rote und solche für ein linkes Ohr immer eine blaue Markierung auf. Wem das Merken der farblichen Kennzeichnungen Schwierigkeiten bereitet, den unterstützt eine kleine Eselsbrücke: Sowohl die Farbe „Rot" als auch die Seitenangabe „rechts" beginnen mit dem Buchstaben „R". Die vorgenannten Seitenangaben beziehen sich immer auf die Sicht der gerätenutzenden Person. Wer hier im oft hektischen Pflegealltag sicher gehen und sich Hin- und Herüberlegen ersparen möchte, stellt sich gedanklich kurz hinter die jeweilige Patientin/den jeweiligen Patienten.

Wäre noch zu klären, an welcher Stelle des Hörgerätes man die Farbmarkierungen findet. Da Hörgeräte sich in der Bauform unterscheiden, unterscheiden sich auch die Stellen, an denen die Kennzeichnungen angebracht sind. So wird beispielsweise bei HdOs zumeist der hinter dem Ohr getragene Geräteanteil für die Kennzeichnung genutzt, etwa in Form eines kleinen roten oder blauen Punktes. In anderen Fällen finden sich die Farbmarkierungen am oder im Batteriefach. Zudem werden heutzutage vielfach auch Ohrpassstücke gekennzeichnet, etwa in Form einer, in der jeweiligen Farbe eingravierten Nummer. Bei den Ex-Hörer-Modellen können sich die Markierungen an den im Gehörgang platzierten Hörern befinden. Um bei den Im-Ohr-Geräten eine Verwechslung zu vermeiden, bevorzugt man eine farbliche Lasergravur und bei CIC oder IIC-Geräten wird im Regelfall das gesamte Gehäuse, mit Ausnahme der Außenseite, in der passenden Farbe gefertigt. Glücklicherweise sind Hörsysteme klein, was die Suche nach der Farbkennung vereinfacht.

12.1.3 Energieversorgung: Batterien und Akkus

Neben der Bauform unterscheiden sich Hörgeräte auch in Sachen Energieversorgung. So liefert den einen eine auswechselbare Batterie den benötigten Strom, andere bedienen sich moderner Akkutechnologie. Welcher Option schwerhörige Menschen letztlich den Vorzug gewähren, obliegt jeder Person selbst. Allerdings ist bei der Auswahl zu bedenken, dass sich der Wechsel der oft winzigen Batterien im höheren Lebensalter herausfordernd gestalten kann.

- **Energielieferant Batterie**

Um jedes verfügbare batteriebetriebene Hörgerät mit Energie zu versorgen, sind Hörgerätebatterien in vier verschiedenen Größen erhältlich. Der Pluspol jeder Batterie ist mit einer farbigen Schutzfolie abgeklebt, wobei Blau die Größe 675, Orange die Größe 13, Braun die Größe 312 und Gelb die Größe 10 kennzeichnet (◘ Abb. 12.4). Ein übrigens international standardisierter Farbcode für Hörgerätebatterien. Besagte Schutzfolie (auch Zündstreifen genannt) verhindert zudem eine vorzeitige Aktivierung der Batterie. Zur Erklärung: Bei Hörgerätebatterien handelt es sich um sogenannte Zink-Luft-Batterien. Mit dem Entfernen der Schutzfolie legt man eine kleine Öffnung frei, durch die Luft, sprich Sauerstoff, ins Innere der Batterie strömen kann, mit dem dort eingelagerten Zinkpulver reagiert und so den benötigten Strom erzeugt. Um eine optimale Batterieleistung zu erzielen, wird empfohlen, die Batterie nach Abziehen der Folie im geöffneten Batteriefach noch 30 Sekunden bis 1 Minute „atmen" zu lassen und erst dann das Batteriefach zu schließen. Ist die Batterie einmal aktiviert, bestimmt deren Lebensdauer, zumeist beschrieben mit 3–10 Tagen, unter anderem die Häufigkeit der Hörgerätenutzung. Bezüglich der anfallenden Batteriekosten sei noch gesagt, dass erwachsene Nutzer:innen diese in der Regel selbst finanzieren müssen und die Kosten nicht von der Krankenkasse erstattet bekommen.

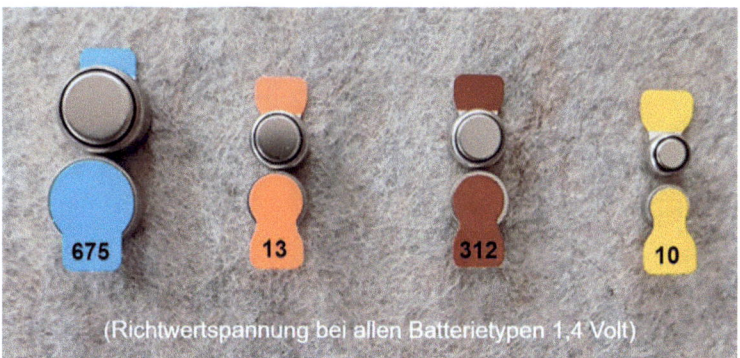

◘ **Abb. 12.4** Hörgerätebatterien in verschiedenen Größen mit farbiger Schutzfolie (Foto: M. Decker-Maruska)

> **Wichtig**
> Für Hörgeräte stets spezielle Hörgerätebatterien verwenden! Normale Knopfzellbatterien sind ungeeignet!

- **Funktionsfähig mit Akkutechnologie**

Bei den heutigen akkubetriebenen Hörgeräten sorgen zumeist festverbaute Lithium-Ionen-Akkus mit einer Lebensdauer von bis zu fünf/sechs Jahren für die notwendige Energiezufuhr, wobei ein Akkuaustausch in der Regel durch den Gerätehersteller erfolgt. Zum Aufladen der Akkus werden die Hörgeräte in die Ladeschalen einer kleinen – standardmäßig stationären und zum jeweiligen System passenden – Ladestation gesteckt und mittels des passenden Stromkabels an eine Steckdose angeschlossen (Abb. 12.5 Ladeboxbeispiel). Der Ladevorgang vollzieht sich ohne weiteres Dazutun, quasi automatisch. Das Aufladen sollte vorzugsweise über Nacht erfolgen, da die Geräte in dieser Zeit eher nicht genutzt werden. Vollständig aufgeladen versorgen die Akkus die Hörgeräte bis zu 24 Stunden mit Strom, allerdings ist zu beachten, dass deren tatsächliche Laufzeit vom Nutzungsverhalten der Träger:innen abhängt. So kann etwa das Streamen von Audiodateien oder Nutzen von Funktionen wie Bluetooth-Konnektivität die Akkus schneller entleeren. Zunehmend seltener trifft man auf Hörgeräte mit auswechselbaren Akkus in den zuvor aufgezeigten Batteriegrößen, die wie Batterien selbst zu finanzieren sind.

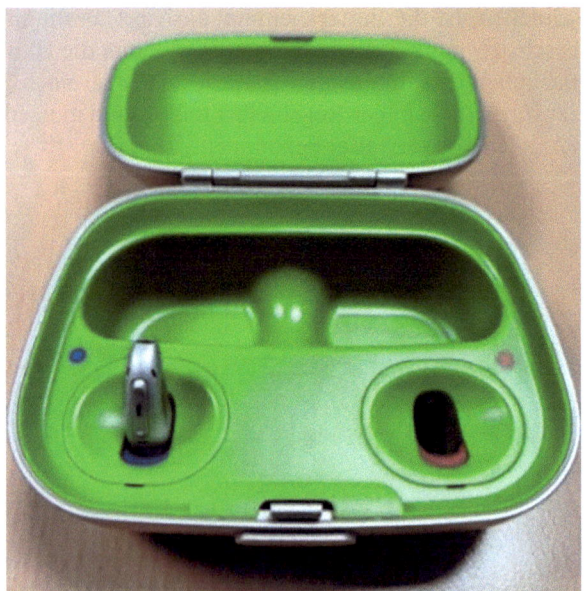

Abb. 12.5 Ladeboxbeispiel mit Rot-Blau-Markierung und eingesetztem HdO-Gerät (Foto: M. Decker-Maruska)

▪▪ **Zwei Praxistipps**
Der Ladevorgang startet erst, wenn das Hörgerät/die Hörgeräte korrekt in der Ladeschale sitzen. Daher beim Einsetzten ggf. einen leichten Druck ausüben.

Die Hörgeräte sollten entsprechend ihrer Farbmakierung in das farblich passende Ladefach (rot = rechts, blau = links) eingesetzt werden. Neben Ladeboxen mit Farbmarkierungen, gibt es Boxen bei denen die, neben der Ladeschale eingestanzten Buchstaben R für rechts und L für links die korrekte Zuordnung ermöglichen.

▪▪ **Noch eine Anmerkung zu Ladestationen**
Neben den Standardladestationen gibt es eine ganze Reihe weiterer Stationen, die Hörsysteme beispielsweise während des Ladevorgangs desinfizieren und trocknen können, oder mobile Ladeetuis, die Hörgeräte dank integrierter Powerbank bis zu dreimal vollständig aufladen können, ohne ans Stromnetz angeschlossen zu sein. Und: Nicht jede Ladestation besitzt, vergleichbar dem Etui in ◘ Abb. 12.5, einen zuklappbaren Deckel.

12.1.4 Klein, kleiner, interventionsbedürftig

Dank fortschreitender Technik präsentieren sich die früher klobig-hellbräunlichen, hinter dem Ohr getragenen, unübersehbaren Beweise eines „auditiven Gebrechens" heute in neuem Gewand. Deutlich kleiner, leichter und schlanker daherkommend, sind HdO-Geräte kaum noch auf den ersten Blick zu erkennen. Und wenn doch einmal sichtbar, erstrahlen ihre Gehäuse in elegantem „Silber" bis hin zu stylischem Limettengrün. Im Gegensatz dazu entziehen sich die noch kleineren CIC- und IIC-Geräte sogar gänzlich den Blicken anderer Menschen. Zudem bestechen heutige Hörgeräte unter anderem durch guten Tragekomfort sowie hervorragende Sprach- und Klangqualität und brillieren angesichts der nicht selten integrierten Funktechnik Bluetooth durch die Option der Direktverbindung mit anderen digitalen Endgeräten wie etwa dem Smartphone. Darüber hinaus eröffnet Auracast, eine auf dem Vormarsch befindliche neue Bluetoothtechnologie, vielfältige Möglichkeiten wie etwa die Direktübertragung akustischer Informationen in öffentlichen Gebäuden/Räumen (z. B. Theater, Museen, Kirchen oder Flughäfen) auf das Auracast-fähige Hörgerät. Bislang erst in sehr wenigen öffentlichen Einrichtungen installiert, könnte die neue Technik zukünftig möglicherweise die induktive Informationsübertragung ablösen. Letztgenannte bezeichnet eine in der jeweiligen Räumlichkeit verlegte Induktionsschleife, welche das Audiosignal drahtlos an die oftmals noch in Hörgeräten verbaute Telefonspule überträgt und ist aktuell noch deutlich häufiger in öffentlichen Gebäuden anzutreffen.

Bei alledem bleibt jedoch vielfach unbeachtet: „Je kleiner und filigraner ein Hörgerät, desto schwieriger die Handhabung." So geraten insbesondere ältere hörgerätenutzende Patient:innen – etwa angesichts einer nicht selten eingeschränkten Feinmotorik und Sensibilität der Hände/Finger und/oder verminderter Sehfähigkeit – z. B. beim Batteriewechsel oder dem Einsetzen/Herausnehmen der Hörgeräte an ihre Kompetenzgrenzen und bedürfen einer pflegefachlichen Intervention im Sinne von Anleitung, Unterstützung oder Übernahme.

12.2 Cochlea-Implantat (CI) im Allgemeinen

Ein Cochlea-Implantat bezeichnet eine elektronische Innenohrprothese, welche die ausgefallene Funktion der Haarsinneszellen der Cochlea komplett ersetzt. Infrage kommen kann ein CI für Menschen, die von einer hochgradigen bzw. an Taubheit grenzenden angeborenen und/oder erworbenen Schallempfindungsschwerhörigkeit oder von Gehörlosigkeit oder Spätertaubung betroffen sind und bei denen (Zitat): "[…] mit Cochlea-Implantaten ein besseres Hören und Sprachverstehen als mit Hörgeräten absehbar zu erreichen ist" (Weißbuch Cochlea-Implantat (CI)-Versorgung 2018, S. 4 und S. 10). Um einer, in diesem Kontext häufig gestellten Frage beruflich Pflegender nachzukommen, sei gesagt, dass gemäß der AWMF-Leitlinie Cochlea-Implantat Versorgung der Deutschen Gesellschaft für Hals-Nasen-Ohren-Heilkunde, Kopf- und Hals-Chirurgie e. V. (DGHNO-KHC) bei entsprechender Indikation bereits bei gehörlos geborenen Säuglingen ab dem 6. Lebensmonat eine Implantation erfolgen kann (DGHNO-KHC, AWMF-Leitlinie, S. 30, 33–34).

12.2.1 Aufbau eines CI

Ein Cochlea Implantat, beispielhaft aufgezeigt in ◘ Abb. 12.6, besteht aus einem externen und einem implantierten Anteil. Der externe Anteil, der hinter dem Ohr getragene Audio- oder Sprachprozessor, besteht aus den Einzelkomponenten Mikrofon, Elektronik- oder Signalverarbeitungseinheit, Batterie-/Akkufach und Ohrhaken sowie einer am Kopf platzierten Sendespule mit Magnet. Der implantierte Anteil, das eigentliche Cochlea-Implantat, besteht aus der Empfängerspule mit Magnet, dem Elektronik beinhaltenden Gehäuse und dem Elektrodenträger, an dessen Ende sich mehrere Elektrodenkontakte befinden. Der Elektrodenträger wird intraoperativ in die Cochlea eingebracht und die unter der Kopfhaut liegende Empfängerspule im Schläfenbeinknochen verankert. Damit ein CI seiner Aufgabe nachkommen kann, bedarf es einer Verbindung beider Anteile, heißt: Der Magnet der Sendespule muss an den der Empfängerspule angedockt werden (◘ Abb. 12.7), oder anders gesagt: Der Audioprozessor muss angelegt und natürlich auch eingeschaltet werden.

> **Wissenswert**
>
> Es besteht die Möglichkeit, dass Berufskolleg:innen einem anderen als dem zuvor beschriebenen hinter dem Ohr zu tragenden Audioprozessor begegnen. Hierbei handelt es sich um sogenannte Single-Unit-Prozessoren, bei denen Mikrofon, Sendespule, Signalverarbeitungseinheit und Akku in einem Gerät fest verbaut sind, welches direkt am Magneten des Implantates andockt und aussieht, als wäre es nur die Sendespule, die am Kopf haftet. Also keine Sorge, der hinter dem Ohr getragene Audioprozessor ist nicht verloren gegangen.

12.2 · Cochlea-Implantat (CI) im Allgemeinen

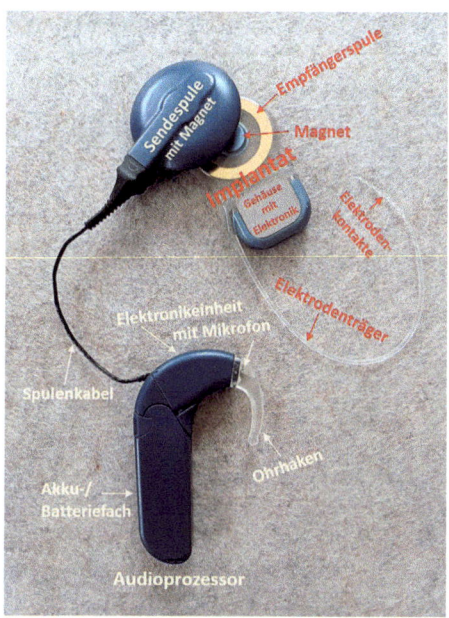

◘ **Abb. 12.6** Beispiel eines Cochlea-Implantat-Modells. (Mit freundlicher Genehmigung von MED-EL (Medical Electronics), Innsbruck, Österreich – Foto und Beschriftung: M. Decker-Maruska)

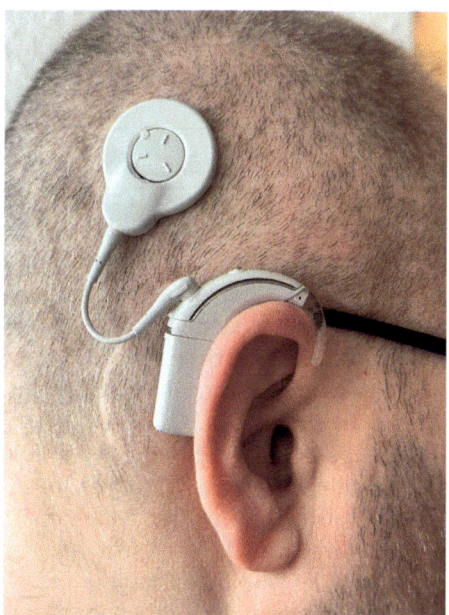

◘ **Abb. 12.7** Beispiel eines getragenen, an das Implantat angedockten HdO-Audioprozessors. (Mit freundlicher Genehmigung von Cochlea Deutschland GmbH & Co. KG – Foto: M. Decker-Maruska)

12.2.2 Funktionsprinzip und Energieversorgung

Grob skizziert funktioniert ein Cochlea Implantat wie folgt: Nimmt das Mikrofon des Audioprozessors ein Schallereignis auf, wird dieses an die Verarbeitungseinheit weitergeleitet, dort in einen digitalen Code umgewandelt und über das Verbindungs- oder Spulenkabel der Sendespule zugeführt. Die Sendespule überträgt das Signal (elektromagnetisch) durch die Haut an die Empfängerspule des Implantates, welches das eingegangene Signal in einen elektrischen Impuls umwandelt. Dieser wird dann mittels des Elektrodenträgers den jeweils unterschiedlichen Frequenzen zugeordneten und daher unterschiedlich weit in der Scala tympani liegenden Elektrodenkontakten zugeführt, die ihrerseits den Hörnerv entsprechend der jeweiligen Frequenz stimulieren.

In Bezug auf die Energieversorgung unterscheiden sich Cochlea-Implantate kaum von Hörgeräten. So bedienen sich einige CI-Modelle Zink-Luft-Batterien als Energiequelle. Die meisten nutzen jedoch wiederaufladbare Lithium-Ionen-Akkus zur Stromversorgung, wobei der Audioprozessor auch das Implantat mit Energie versorgt. In Bezug auf CI-Batterien, deren Handhabung den Hörgerätebatterien entspricht, ist noch darauf hinzuweisen, dass es sich um Spezialbatterien für CI der Größe 675 plus bzw. 675 „Implant" handelt, die an einer grauen, grünen oder hellblauen Schutzfolie zu erkennen sind. Auch hier hängt die Lebensdauer der Batterien/Laufzeit der Akkus vom Nutzungsverhalten der CI-Träger:innen ab. Aufgeladen werden die Akkus vergleichbar Hörgeräten beispielsweise in entsprechenden Ladestationen. Anders als bei Hörgeräten übernimmt hier die Krankenkasse die anfallenden Batterie-/Akkukosten.

12.2.3 Versorgungsablauf

CI-Implantationen finden in speziell auf diesen komplexen Versorgungsprozess ausgerichteten und dafür zertifizierten Kliniken/Zentren statt, an die niedergelassene Fachärzt:innen für HNO-Heilkunde überweisen. Erachtet man dort nach Evaluation der ambulant durchgeführten umfangreichen Diagnostik eine CI-Versorgung als indiziert, erfolgt die Implantation im Rahmen eines stationären Aufenthaltes. Wann das Implantat erstmals aktiviert und der Audioprozessor schrittweise auf die Höreindrücke (Hörbedingungen) eingestellt werden kann, hängt von der Wundheilung des hinter dem Ohr befindlichen Hautschnittes ab, die im Regelfall etwa 2 Wochen dauert. Dieser als Basistherapie beschriebenen „Erstanpassung" (DGHNO-KHC – AWMF-Leitlinie, S. 40) schließt sich eine Folgetherapie und die Rehabilitation in der CI-versorgenden Klinik bzw. einem CI-Rehabilitationszentrum an. Dabei erfolgen unter anderem die weitere medizinische Betreuung, technische Kontrollen, die schrittweise Optimierung der CI-Prozessoreinstellung, intensive Hör-Sprach-Therapie und weitere, bereits in der Basistherapie begonnene Schulungen in der Handhabung des Systems. (DGHNO-KHC – AWMF-Leitlinie, S. 42–43). Eine CI-Versorgung erfordert eine lebenslange Nachsorge, welche die implantierenden Kliniken/Zentren gewährleisten und die bei Erwachsenen mindestens einmal jährlich angeraten wird (DGHNO-KHC–AWMF-Leitlinie, S. 46–50). Übrigens: Wie alle in irgendeiner Form implantierten Personen erhalten auch mit CI versorgte Patient:innen postoperativ einen Implantationsausweis/Implantationspass (heute zumeist in Scheckkartenformat).

> **Praxistipp**
>
> CI-versorgte Patient:innen/deren An-/Zugehörige beim Erst-/Aufnahmegespräch nach ihrem Implantationsausweis/-pass fragen bzw. mitgebrachte Unterlagen dahingehend durchforsten und eine Ausweiskopie in der Patientenakte hinterlegen. Zur Sicherheit den dort vermerkten Telefonkontakt der implantierenden bzw. betreuenden CI-Klinik sowie den Implantattyp mit Seriennummer und Hersteller in das Stammdatenblatt der Patientin/des Patienten einpflegen. Diese in der ambulanten und stationären Langzeitpflege gängige Praxis sollte auch in den klinisch-stationären Versorgungsbereichen Einzug halten. Angemerkt sei noch, dass einige Patient:innen anstelle des Ausweises eine sogenannte Notfallkarte mit sich führen, in der unter anderem auch die Telefonnummer der betreuenden CI-Klinik aufgeführt ist.

- **(Wieder) Hören mit Cochlea-Implantat**

Hören mit CI charakterisiert ein neues, anderes Hören, dass sich vom natürlichen, „normalen" Hören unterscheidet und von hörgesunden Menschen nicht nachempfunden werden kann. Auch CI-Hörsimulationen vermögen einen nur annähernden Eindruck vom Hörerleben Cochlea-implantierter Menschen zu vermitteln. Außerdem gestalten sich die Hörerfahrungen CI-versorgter Personen – unter anderem abhängig von der Art der Hörschädigung und der damit verbundenen auditiven Wahrnehmung im Vorfeld der Implantation sowie der Zeitspanne zwischen Höreinbuße und CI-Versorgung – individuell sehr unterschiedlich. So nehmen unmittelbar nach der Aktivierung des CI-Systems (Erstanpassung) die Patient:innen zwar Klänge und Geräusche wahr, können jedoch nicht unterscheiden, ob diese beispielsweise einem Wecker, einer Türklingel oder einem Flugzeug zuzuordnen sind. Um letztlich mit CI gesprochene Sprache (wieder) verstehen zu können, muss Hören mit einem Cochlea-Implantat gelernt werden.

Bei diesem komplexen, hier lediglich in wenigen Sätzen angerissenen Lernprozess spielt die zentrale Hörverarbeitung eine wesentliche Rolle. Um mittels CI ein Sprachverstehen zu erlangen, müssen unter anderem neuronale Hörareale im Gehirn reaktiviert werden, um nicht zuletzt die vielfältigen andersartigen Höreindrücke richtig zu interpretieren. Ein intensives Hörtraining etwa mit alltagsorientierten Übungen in realen Kommunikationssituationen nebst der fortlaufenden Anpassung des Audioprozessors an die sich verändernde Hörwahrnehmung im Rahmen von Folgetherapie und CI-Rehabilitation wird hierbei als förderlich für einen größtmöglichen Versorgungserfolg beschrieben. Beschrieben wird darüber hinaus, dass besagter nach der Rehabilitationsphase im angestammten Lebensumfeld mit weiteren Maßnahmen verknüpfter Lernprozess einen individuell unterschiedlich langen Zeitraum in Anspruch nimmt, der wenige Monate, aber auch mehr als ein Jahr betragen kann. Vergleichbar der Versorgung mit Hörgeräten empfehlen HNO-Fachärzte ebenfalls, eine indizierte CI-Versorgung nicht zu lange hinauszuzögern.

■■ **Aus dem Nähkästchen eines CI-Nutzers**
Einen Einblick in seine Lebens- und Erlebenswelt ohne und mit Cochlea-Implantat gewährt Ihnen, verehrte Berufskolleg:innen, ein langjähriger, beidseitig mit CI versorgter Freund. Die informative, lesenswerte „Kurzgeschichte" findet sich in ▶ Kap. 16.

12.2.4 Dokumentation

Vergleichbar der Art einer Hörschädigung und der seitens der Patient:innen favorisierten Kompensationsstrategien/Kommunikationsformen (vgl. ▶ Kap. 11, Dokumentation) empfiehlt es sich, auch die im Rahmen der Informationssammlung eruierten Daten in Bezug auf Art und Verortung (Seitenzuordnung) von Hörsystemen in die Patientenakte einzupflegen. Hierbei dient die Dokumentation nicht nur der Information aller am Versorgungsprozess beteiligten Berufsgruppen, sondern kann sich bei Verlust von Hörgeräten/CIs unter Umständen als haftungsrechtlich relevant erweisen. Die in ◘ Tab. 12.1 aufgezeigten, anteilig bereits bekannten etablierten Kürzel erlauben eine präzise, zeit- und platzsparende Dokumentation hinsichtlich der Art und Verortung von Hörgeräten/CIs in papiergebundenen Patientenakten. Jedes Kürzel kann zudem zusätzlich zur Art der Hörschädigung unter „Alarmkennzeichen" in eine digitale Patientenakte eingepflegt werden. Überdies ist anzustreben, jedes im ambulanten und stationären

◘ **Tab 12.1** Kürzel zur Dokumentation von Hörgeräten und Cochlea-Implantat sowie deren Verortung (Eigene Darstellung)

Dokumentation von Hörgeräten und Cochlea Implantat sowie deren Verortung	
Art des Hörsystems	**Etablierte Kürzel**
Hinter-dem-Ohr-Hörgerät (allgemein)	HdO
Im-Ohr- oder In-dem-Ohr-Hörgerät (allgemein)	IO oder IdO
Cochlea-Implantat (allgemein)	CI
Verortung	**Etablierte Kürzel**
Einseitig versorgt – rechts	re.
Einseitig versorgt – links	li.
Beidseitig versorgt	bds.

Anmerkung: Im Rahmen der diesbezüglichen Dokumentation hat sich eine weitere Unterteilung der Hörgeräte sowie der CIs in der Praxis bislang als wenig zielführend erwiesen.

Versorgungsbereich angewendete Formular (z. B. Anforderungen zu diagnostischen und konsiliarischen Untersuchungen) mit den genannten Kürzeln nebst einem jeweiligen Ankreuzkästchen auszustatten.

12.3 Umgang mit konventionellen Hörgeräten und einem Cochlea-Implantat

Ausgestattet mit allgemeinen Kenntnissen zu beiden Hörsystemen wenden wir uns jetzt deren oftmals unterstützungsbedürftigem Handling zu. Bestenfalls kommunizieren die Patient:innen oder deren An-/Zugehörige einen Unterstützungsbedarf bereits im Rahmen des Aufnahmegesprächs. In anderen Fällen zeigt sich dieser jedoch erst im Verlauf eines Klinikaufenthaltes oder der ambulanten oder stationären Langzeitpflege in Anbetracht eines veränderten bzw. verschlechterten Gesundheitszustandes der hörsystemnutzenden Patientklientel. Der notwendige Interventionsbedarf findet sich im klinisch-stationären Setting angesichts der oft geringen Verweildauer zumeist in der vollständigen Übernahme der erforderlichen Tätigkeiten, ausgenommen im klinisch-geriatrischen Versorgungsbereich. Hier besteht in Anbetracht einer nicht selten 14-tägigen Verweildauer sowie einer aktivierend-therapeutisch ausgerichteten Pflege die Möglichkeit, die Patient:innen von der Übernahme bis zum Training des selbstständigen Handlings der Hörsysteme zu begleiten. Gleiches sollte auch Eingang in die Bereiche der ambulanten und stationären Langzeitpflege finden. Angesprochen sind nicht zuletzt Langzeitpflegeeinrichtungen, die auf eine aktivierend-rehabilitative Pflege setzen und auf die Rückführung der hörgeschädigten Patientklientel in das häusliche Wohnumfeld fokussieren. Mit Ausnahme der korrekten Seitenzuordnung von Hörgeräten, die in Anbetracht deren bereits vorgestellter Rot-Blau-Markierung kein Problem mehr darstellen sollte, richten die nachfolgenden Ausführungen den Blick auf die zu Beginn genannten häufigsten Schwierigkeiten beruflich Pflegender im Umgang mit Hörgeräten und einem Cochlea-Implantat. Da sich jedoch das Handling beider Hörsysteme grundlegend voneinander unterscheidet, werden zunächst interventionsbedürftige Probleme nebst Maßnahmen im Umgang mit Hörgeräten thematisiert. Dem schließen sich Wissenswertes zum Umgang bzw. zur Handhabung eines Cochlea Implantats und die Vorstellung des „besonderen Notfallkoffers" an. Vorab jedoch:

12.3.1 Grundsätzliches zum Umgang mit beiden Hörsystemen

Der Kontakt mit einem Hörgerät oder dem Audioprozessor eines Cochlea-Implantats hat grundsätzlich nur mit desinfizierten, trockenen Händen zu erfolgen!
- Bei Hörgeräten dient dieses Vorgehen der Vermeidung von Infektionen des Ohres, beim CI der Vermeidung von Infektionen der möglicherweise augenscheinlich nicht erkennbar geschädigten Kopfhaut im Bereich der Andockstelle von Sender- und Empfängerspule.

Manipulationen mit spitzen Gegenständen, wie etwa Kanülen, sowie die Anwendung von Desinfektionsmitteln sind grundsätzlich zu unterlassen!
- Der Fokus liegt hierbei auf der Vermeidung von Beschädigungen/Funktionsbeeinträchtigungen der Hörgeräte und CI-Audioprozessoren durch ein unsachgemäßes Vorgehen, etwa beim Entfernen von Verunreinigungen (mehr zur sachgerechten Reinigung im Verlauf).

Hörgeräte und CI-Audioprozessoren sind bei Nichtnutzung niemals in Zellstoff oder Papiertaschentücher eingewickelt auf Patientennachtschränken, in Schubladen derselben oder in Nierenschalen aufzubewahren!
- Dies verhindert, dass beim Entsorgen des Zellstoffs/der Taschentücher die Hörgeräte oder Prozessoren unbeabsichtigt mit entsorgt werden.
- Empfehlung: Die Patient:innen über diese Gefahr informieren.

Hörgeräte und CI-Audioprozessoren sind bei Nichtnutzung stets in dafür vorgesehenen (zumeist gepolsterten) Behältnissen aufzubewahren!
- Die Maßnahme dient vorrangig dem Vermeiden von Beschädigungen, etwa durch/beim Herunterfallen.
- Die jeweiligen Behältnisse auf der Unterseite mit dem Vor- und Nachnamen des/der Patient:in sowie der Zimmernummer versehen (Aufkleber als Datenträger nutzen) und die Maßnahme stets im Vorfeld mit den Patient:innen besprechen.

> **Praxistipp**
>
> Behältnisse zu diagnostischen Maßnahmen wie etwa Röntgen oder MRT, bei denen Hörgeräte oder Audioprozessoren abgelegt werden müssen, mitgeben. Erfahrungsgemäß verhindert dieses Vorgehen das Liegenbleiben/Vergessen der Hörsysteme in den jeweiligen Räumlichkeiten.

Hörgeräte und CI-Audioprozessoren sind vor dem Einschlafen herauszunehmen bzw. abzunehmen!
- Ziel dieser Maßnahme ist die Vermeidung eines Dekubitus

Hörgeräte sowie CI-Audioprozessoren sind vor Feuchtigkeit und Hitzeeinwirkung zu schützen!
- Ziel ist die Vermeidung von Schäden der elektronischen Systembestandteile
  - *Daher:* Hörgeräte und Audioprozessoren *niemals* zu Reinigungszwecken mit einem tropfnassen Tuch abwischen oder unter fließendes Wasser halten bzw. in ein Wasserbad legen
  - Sicherstellen, dass Hörgeräte und Audioprozessoren vor der Grundpflege im Bett/am Waschbecken und dem Duschen heraus-/abgenommen sind
  - Hörgeräte und Audioprozessoren *niemals* zum Trocknen auf die Heizung oder in die Sonne legen oder gar trockenföhnen

12.3 · Umgang mit konventionellen Hörgeräten und einem...

> **Praxistipp**
>
> Sollten Hörgeräte oder Audioprozessoren doch einmal durch Wasser nass geworden sein, am besten mit einem trockenen, weichen Tuch abtrocknen. Um die vollständige Trocknung sicherzustellen, sind Hörgeräte oder Audioprozessoren anschließend in speziellen Behältnisse wie Trockenboxen (Batterien und auswechselbare Akkus zuvor entfernen) oder dafür vorgesehene Ladestationen mit Trockenfunktion zu geben.

Unerlässlich bei CI-versorgten Patient:innen!!!
- **Im Vorfeld einer MRT-Untersuchung** ist die implantierende Klinik der jeweiligen Patientin/des Patienten oder der CI-Hersteller zu kontaktieren und zu erfragen, ob ein MRT durchgeführt werden kann.
  - Stets angeben, welche Körperregion einem MRT unterzogen werden soll. Bei einem MRT des Kopfes ist im Einzelfall abzuklären, ob der Magnet der Empfängerspule vorab zu entfernen ist
  - Für Anfragen in der implantierenden Klinik werden der vollständige Name sowie das Geburtsdatum des/der jeweiligen Patient:in benötigt
  - Für Anfragen beim Hersteller ist die Implantatseriennummer bereitzuhalten, die im Implantatausweis nachzulesen ist, der, wie bereits angeraten, in Kopie in der Patientenakte hinterlegt sein sollte

12.3.2 Pflege und Reinigung von Hörgeräten

Hörgeräte sind bei Gebrauch tagtäglich Verunreinigungen etwa durch Schweiß, Staub und Cerumen ausgesetzt. Nicht entfernt, können die Verschmutzungen unter anderem die Funktionalität und Klangqualität der Geräte negativ beeinflussen und somit die Kommunikationskompetenz der Nutzer:innen einschränken, den Tragekomfort schmälern sowie die Lebensdauer der Hörgeräte beeinträchtigen. Folglich messen Hörgeräteträger:innen der täglichen Reinigung ihrer Hörhilfen sowie deren Inspektion in Bezug auf mögliche Beschädigungen zumeist einen hohen Stellenwert bei. Die Betonung liegt hierbei auf zumeist, denn in einigen Fällen – wie beispielsweise bei einer demenziellen Erkrankung – entzieht sich die notwendige Reinigung dem Verständnis der betroffenen Personen und anderen ist sie einfach zu mühsam. Selbstständige Gerätenutzer:innen binden das Reinigungsprozedere vielfach in ihre tägliche Abendroutine ein. Eine durchaus sinnvolle Vorgehensweise, da sich tagesaktuelle, frische Verunreinigungen leichter entfernen lassen als in der nächtlichen Lade- bzw. Trocknungszeit festgebackene. Zudem sind die Hörgeräte so am nächsten Morgen ohne weiteren Aufwand einsatzfähig. In Anbetracht der Vielzahl unterschiedlicher Hörgerätemodelle wird nachfolgend deren Reinigung am Beispiel eines IO-Gerätes und eines HdO-Gerätes mit Schirmchen dargestellt. Der Bitte von Berufskolleg:innen nachkommend wird zudem die Reinigung eines HdO-Gerätes mit Standardschlauch und Otoplastik aufgezeigt.

Interventionsbedarf, Zeitaufwand und Reinigungszubehör

Bedürfen die tägliche Reinigung und Inspektion der Hörgeräte einer pflegefachlichen Intervention im Sinne von Übernahme, teilweiser Unterstützung oder Anleitung, ist in Absprache mit den Patient:innen festzulegen, zu welcher Tageszeit die Maßnahme erfolgen soll bzw. kann. Dabei erweist es sich aus den vorgenannten Gründen als zielführend, das Reinigungsprozedere in die Spätdienste zu verlegen, obgleich hier zumeist weniger Pflegekräfte agieren als in den Frühdiensten. Um eine in diesem Zusammenhang häufig gestellte Frage beruflich Pflegender in Bezug auf den einzuplanenden Zeitaufwand des Reinigungsprozederes zu beantworten, sei gesagt: Dieser gestaltet sich individuell unterschiedlich und ist nicht zuletzt abhängig von der Art und Weise der benötigten pflegefachlichen Assistenz, der Bauform der Hörgeräte sowie deren Verunreinigungsausmaß.

Bei der Durchführungsvorbereitung stolpern Berufskolleg:innen nicht selten über fehlendes Reinigungszubehör, wie bereits befeuchtete spezielle Reinigungstücher oder Sets mit spezieller Reinigungslösung und -tüchern, Cerumenhaken mit Bürstchen oder Trockenpuster. Auf Nachfrage erklären sich An-/Zugehörige im Allgemeinen bereit, die benötigten Utensilien zu besorgen. Und in der Zwischenzeit? Übergangsweise können Hörgeräte mit einem trockenen, weichen Tuch von Verunreinigungen befreit werden, allerdings gestaltet sich dies oftmals weniger effektiv. Bestenfalls verfügen die Einrichtungen über den später noch vorgestellten „besonderen Notfallkoffer", der neben speziellen Einmalreinigungstüchern auch einen Trockenpuster (◘ Abb. 12.8) sowie einen Cerumenhaken ggf. in Kombination mit einem Bürstchen (◘ Abb. 12.9) enthält.

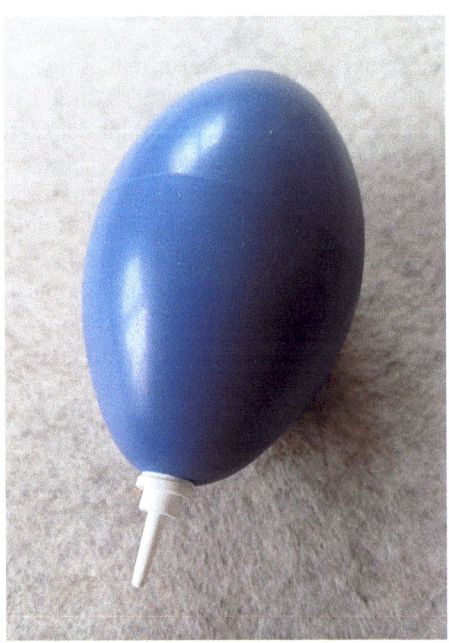

◘ Abb. 12.8 Beispiel eines Trockenpusters. (Foto: M. Decker-Maruska)

12.3 · Umgang mit konventionellen Hörgeräten und einem...

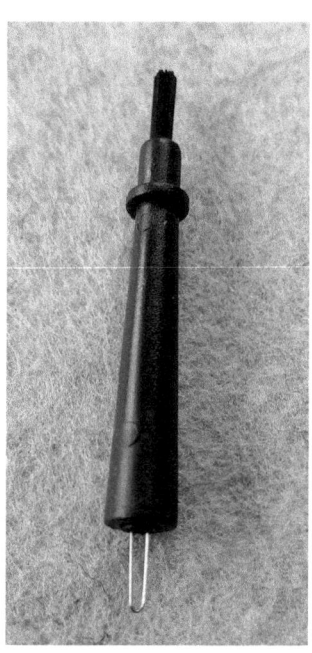

Abb. 12.9 Beispiel eines Cerumenhakens mit Bürstchen. (Foto: M. Decker-Maruska)

- **Generell benötigtes Zubehör zur Reinigung und Trocknung von Hörgeräten**
- Einmalhandschuhe (die im Pflegealltag gebräuchlichen Latex- oder Vinylhandschuhe nutzen, Einmalhandschuhe aus Plastik sind eher ungeeignet)
- Weiche Unterlage (z. B. Handtuch)
- Bereits befeuchtete spezielle Reinigungstücher oder Set mit spezieller Reinigungsflüssigkeit und Reinigungstuch (sofern vorhanden)
- Bürstchen ggf. in Kombination mit einem Cerumenhaken
- Trocknungszubehör: Trockenpuster und Trockenbehälter mit Trockenkapseln oder Trocknungsstationen oder Ladestationen mit Trocknungsfunktion
    - Ergänzendes Reinigungszubehör (ausschließlich für Reinigung der Otoplastik nebst Standardschallschlauch zu verwenden):
    - Reinigungsbehälter und Reinigungsflüssigkeit/Reinigungstabletten
    - Zur Not kann ein Urinprobenbecher den Reinigungsbehälter und lauwarmes Wasser die Reinigungsflüssigkeit ersetzen

> **Praxistipp**
>
> Die Reinigung sollte stets mit Einmalhandschuhen und sitzend an einem Tisch mit weicher Unterlage erfolgen. Letztgenanntes minimiert das Risiko von Beschädigungen, sollte das Hörgerät doch einmal herunterfallen.

- **Reinigung, Inspektion und Trocknung eines Im-Ohr-Hörgerätes**

Die Reinigung eines IO-Hörgerätes ist schnell und einfach zu bewältigen, wobei IO-Geräte – selbst bei stärkster Verschmutzung – *niemals* in Reinigungsflüssig-

keiten oder Wasser einzulegen sind. Eine solche unsachgerechte Maßnahme zerstört die im Gehäuse befindliche Elektronik.
- Hörgerät rundherum gründlich abwischen, entweder mit einem bereits angefeuchteten Reinigungstuch oder dem mit Reinigungsflüssigkeit leicht befeuchteten Tuch des Reinigungsset. Ist beides nicht vorhanden, kann ausnahmsweise ein weiches, trockenes Tuch verwendet werden
- Mikrofone mit dem Bürstchen des Cerumenhakens von Staub/Verschmutzungen befreien
- Zum Schluss das Gehäuse auf Beschädigungen (z. B. Risse, Absplitterungen) überprüfen und den Cerumenfilter am schmalen Ende des IO-Gerätes inspizieren. War die Reinigung hier erfolglos, muss der Filter ausgetauscht werden
  - **Wissenswert:** Ein Filterwechsel kann, nach vorangegangener Instruktion durch eine Hörgeräteakustikerin/einen Hörgeräteakustiker von Pflegefachkräften und Pflegefachassistent:innen durchgeführt werden
  - Akustiker:innen empfehlen:
    - Cerumenfilter generell alle 2–4 Wochen auszuwechseln bzw. auswechseln zu lassen
    - IO-Hörgeräte regelmäßig einer professionellen Reinigung durch eine Hörgeräteakustikerin/einen Hörgeräteakustiker zu unterziehen

Zum Trocknen sollten batteriebetriebene IO-Hörgeräte über Nacht etwa in Trockenbehälter mit Trockenkapseln oder auch elektronische Trockenboxen zum Teil mit Desinfektionsfunktion gelegt werden. Akkubetriebene IO-Geräte über Nacht in die Ladestationen stecken, die nicht selten mit einer integrierten Trocknungsfunktion ausgestattet sind.
- Handhabung der Trockenbehälter mit Trockenkapsel
  - Trockenkapsel in den Behälter einlegen
  - Batteriefach des Hörgerätes öffnen und Batterie entfernen
  - Hörgerät mit geöffnetem Batteriefach in den Behälter legen
  - Behälter verschließen und das Hörgerät/die Hörgeräte über Nacht trocknen lassen.

> **Praxistipp**
>
> Die leicht bräunlichen Trockenkapseln nur so lange verwenden, bis sie weiß werden, dann austauschen

- **Reinigung, Inspektion und Trocknung eines HdO-Hörgerätes mit Ex-Hörer und Schirmchen (offene Versorgung)**

Die tägliche Reinigung eines solchen Hörgerätes ist ebenfalls schnell und einfach durchzuführen. Auch hier gilt: Geräte – selbst bei stärkster Verschmutzung – *niemals* in Reinigungsflüssigkeiten oder Wasser einlegen, um die im Gehäuse befindliche Elektronik nicht zu beschädigen.
- Gehäuse des HdO, Kabelleitung und Schirmchen (auch unter dem Flügelrand) entweder mit einem, bereits angefeuchteten Reinigungstuch oder dem, mit Reinigungsflüssigkeit leicht befeuchteten Tuch des Reinigungssets gründlich

12.3 · Umgang mit konventionellen Hörgeräten und einem...

abwischen. Ist beides nicht vorhanden, kann ausnahmsweise ein weiches, trockenes Tuch zum Einsatz kommen
- Inspektion des Gerätegehäuses, der Kabelleitung und des Schirmchens auf Beschädigungen. Sollte das, dem Cerumenfilter vorgesetzte Schirmchen defekt oder stark verschmutzt sein, muss es ebenso wie der möglicherweise verunreinigte Cerumenfilter ausgewechselt werden (Cerumenfilter sieht man nur, wenn das Schirmchen abgezogen wird)
- Gerät danach über Nacht zum Trocknen in das dafür vorgesehene Behältnis (z. B. Trockenbox – Batterie/Akku entfernen nicht vergessen) oder Ladestation mit Trocknungsfunktion geben
  - **Wissenswert:** Der Schirmchen- und Filterwechsel kann, nach vorangegangener Instruktion durch eine Hörgeräteakustikerin/einen Hörgeräteakustiker von Pflegefachkräften sowie Pflegefachassistent:innen durchgeführt werden.
  - Akustiker:innen empfehlen:
    - Cerumenfilter generell alle 4–6 Wochen auszuwechseln bzw. auswechseln zu lassen
    - Schirmchen alle 1–2 Monate auszuwechseln bzw. auswechseln zu lassen
    - Geräten regelmäßig eine professionelle Reinigung durch eine Hörgeräteakustikerin/einen Hörgeräteakustiker angedeihen lassen

- **Reinigung, Inspektion und Trocknung eines HdO-Hörgerätes mit Standardschlauch und Otoplastik (geschlossene Versorgung)**
Die Reinigung dieser Hörgeräte gestaltet sich etwas aufwendiger als die zuvor beschriebenen Reinigungsmaßnahmen. Das Einverständnis der Patient:innen vorausgesetzt, ist anzuraten, das anschließend aufgezeigte „kleine Reinigungsprozedere" täglich, die „große Reinigung" einmal wöchentlich oder, bei extremen bzw. nicht durch den kleinen Reinigungsprozess zu beseitigenden Cerumenanhaftungen am Ohrpassstück, auch häufiger durchzuführen. Das Trocknen der HdOs erfolgt ebenfalls etwa in Trockenboxen bzw. entsprechenden Ladestationen mit Trocknungsfunktion
- **Tägliche, kleine Reinigung eines HdO-Hörgerätes mit Standardschallschlauch und Otoplastik**
  - Otoplastik von Gerätegehäuse trennen indem man den Schallschlauch vom Hörgerätewinkel abzieht (s. ◘ Abb. 12.10)
  - Gehäuse des HdO, Schallschlauch sowie die Otoplastik entweder mit einem bereits angefeuchteten Reinigungstuch oder dem mit Reinigungsflüssigkeit leicht befeuchteten Tuch des Reinigungssets gründlich abwischen. Steht beides nicht zur Verfügung, kann ausnahmsweise ein weiches, trockenes Tuch verwendet werden
  - Mikrofone mit dem Bürstchen des Cerumenhakens von Staub/Verschmutzungen befreien
  - In die Schallaustrittsöffnung und/oder die Belüftungsbohrung eingedrungenes Cerumen vorsichtig mit dem Cerumenhaken herausnehmen und abwischen
  - Inspektion des Gerätegehäuses auf Beschädigungen wie etwa Risse oder Absplitterungen sowie Überprüfung von Schallschlauch und Otoplastik

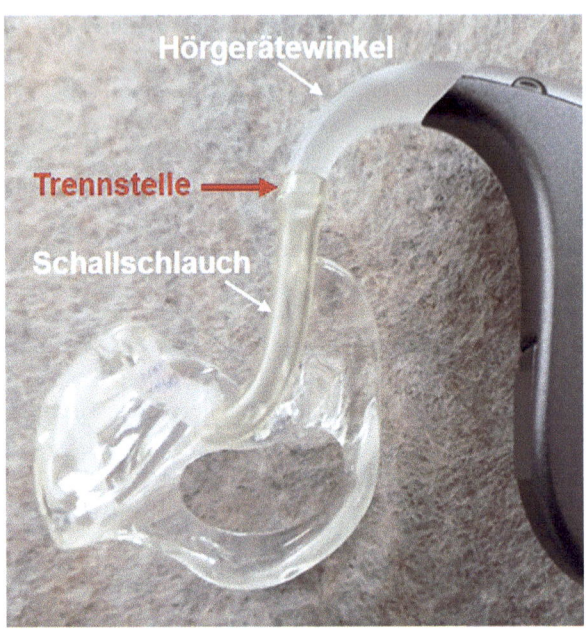

• **Abb. 12.10** Trennstelle von Standardschallschlauch mit Otoplastik und Hörgerätewinkel (Foto: M. Decker-Maruska)

- Der normalerweise flexible, transparente Schallschlauch kann sich mit der Zeit gelblich verfärben und hart, rau und brüchig werden, was sich negativ auf die Schallleitung auswirkt. Scharfkantige Stellen an der Otoplastik können unter anderem zu Verletzungen des Gehörgangs führen
- **Wissenswert:** Hörgeräteakustiker:innen empfehlen, Schallschläuche alle 3–4 Monate auswechseln zu lassen
- Das Ohrpassstück sollte ebenso wie das Gerätegehäuse über Nacht trocknen und am nächsten Morgen wieder mit dem Gehäuse verbunden werden
- **„Große Reinigung" eines HdO-Hörgerätes mit Standardschallschlauch und Otoplastik**
  - Otoplastik von Gerätegehäuse trennen, indem man den Schallschlauch vom Hörgerätewinkel abzieht
  - Siebeinsatz aus der Reinigungsdose nehmen, Dose mit Wasser füllen und Reinigungstablette einlegen (Tablette löst sich auf)
  - Gehäuse des HdO-Gerätes sowie Mikrofonöffnungen gründlich säubern (s. „kleine Reinigung")
  - Otoplastik auf den Siebeinsatz des Reinigungsbehälters legen und in die Reinigungsdose einbringen
  - Otoplastik für mindestens 30 Minuten bei geschlossenem Deckel in der Reinigungsdose belassen
    - Alternativ kann (ausschließlich) die Otoplastik auch unter fließendem, lauwarmem Wasser gereinigt oder in den mit lauwarmem Wasser (ohne Zusätze) gefüllten Urinprobenbecher eingelegt werden

12.3 · Umgang mit konventionellen Hörgeräten und einem...

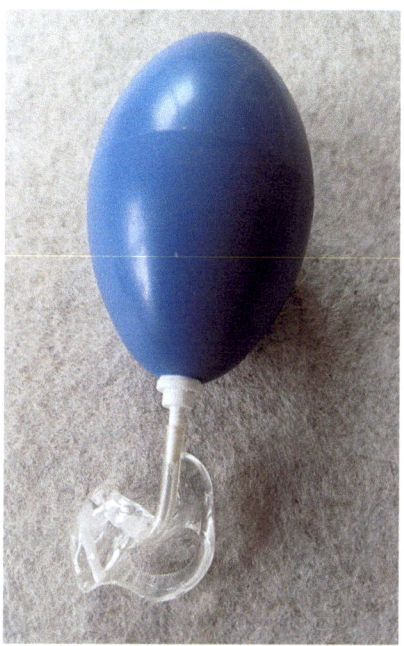

◘ Abb. 12.11 Trockenpusten des Standardschallschlauches (Foto: M. Decker-Maruska)

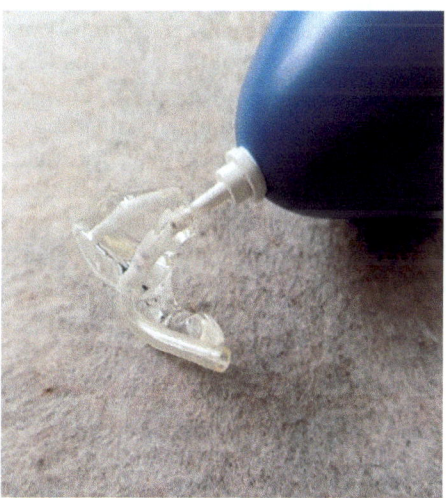

◘ Abb. 12.12 Trockenpusten der Schallaustrittsöffnung. (Foto: M. Decker-Maruska)

- Otoplastik aus dem Reinigungsbad nehmen und mit einem trockenen weichen Tuch gründlich abtrocknen
- Schallschlauch und Schallaustrittsöffnung sowie Belüftungsbohrungen, wie in ◘ Abb. 12.11 und ◘ Abb. 12.12 aufgezeigt, mit Puster von Reinigungslösung bzw. Wasser befreien

- Sollten sich noch Verunreinigungen im Schallschlauch oder den Bohrungen befinden, versuchen, diese mit dem Cerumenhaken und/oder Reinigungsfaden zu entfernen
- Inspektion von Gerätegehäuse, Schallschlauch und Otoplastik (s. „kleine Reinigung")
- Das Ohrpassstück sollte ebenso wie das Gerätegehäuse über Nacht trocknen und am nächsten Morgen wieder mit dem Gerätegehäuse verbunden werden

12.3.3 Batteriewechsel bei Hörgeräten

Eine mögliche Energiequelle von Hörgeräten stellen auswechselbare, spezielle Hörgerätebatterien dar, die hinsichtlich verfügbarer Größen und Funktionsprinzip bereits eingehend betrachtet wurden (vgl. ▶ Abschn. 12.1.3, Energieversorgung, Energielieferant Batterie). Bedarf der Batteriewechsel einer pflegefachlichen Intervention, sind beruflich Pflegende generell auf die Information der hörgerätenutzenden Patient:innen angewiesen, dass ein solcher ansteht.

- **Interventionsbedarf, Zeitaufwand, Wechselzubehör**

Der Wechsel der sehr kleinen Hörgerätebatterien erfordert neben einer guten Nahsehschärfe eine gewisse Fingerfertigkeit und ist insbesondere von älteren Patient:innen oftmals nicht selbstständig zu bewältigen. Im klinisch-stationären Setting findet sich der erforderliche Unterstützungsbedarf zumeist in der Übernahme des Batteriewechsels. Im klinisch-geriatrischen Versorgungsbereich sowie in der ambulanten und stationären Langzeitpflege sollte – sofern es Gesundheitszustand, Sehfähigkeit und manuelle Geschicklichkeit der Patient:innen erlauben – der Fokus zu Beginn auf der Unterstützung liegen und in der Anleitung sowie dem Training des selbstständigen Batteriewechsels resultieren. Hierbei erleichtert ein Magnetstift, der in unterschiedlichen Größen erhältlich ist, sowohl Pflegekräften als auch Patient:innen das Einsetzen/Herausnehmen der Winzlinge und darf in keinem „besonderen Notfallkoffer" fehlen. Besagter Koffer sollte zudem stets einen Batterietester sowie ein Päckchen jeder Batteriegröße beinhalten, denn erfahrungsgemäß scheitert der Wechsel nicht selten an fehlenden passgenauen Batterien. Der zeitliche Aufwand für einen Batteriewechsel durch eine geübte Pflegekraft beträgt wenige Minuten, bei einer Anleitung bzw. einem Training gestaltet sich dieser individuell verschieden.

- **Batteriewechsel durchführen**

Vergleichbar der Reinigung von Hörgeräten sollte auch die Durchführung eines Batteriewechsels mit Einmalhandschuhen und sitzend an einem Tisch mit weicher Unterlage erfolgen. Zu empfehlen ist, die Hörgeräte vor der Durchführung der Maßnahme kurz mit einem speziellen Reinigungstuch oder einem trockenen weichen Tuch abzuwischen.

- Batteriefach öffnen
  - Insbesondere bei den sehr kleinen CIC- und IIC-Geräten darauf achten, das Fach vollständig zu öffnen
- Leistungsschwache bzw. leere Batterie entfernen
- Neue Batterie aus dem Päckchen nehmen und Schutzfolie entfernen
- Magnetstift auf den Pluspol aufsetzen (Batterieseite, von der die Schutzfolie entfernt wurde) und Batterie ins Batteriefach einsetzen
- Batterie 30 Sekunden bis 1 Minute „atmen" lassen
- Batteriefach schließen
  - Vergewissern, dass das Batteriefach komplett geschlossen ist, da ansonsten die Energiezufuhr und somit das Hörgerät nicht funktioniert (vgl. ◘ Tab. 12.2 Funktionsstörung bei Hörgeräten)
  - **Wichtig:** Lässt sich das Fach nicht schließen, wurde die Batterie falsch eingesetzt. ◘ Abb. 12.13 und ◘ Abb. 12.14 verdeutlichen den Unterschied
  - **CAVE:** Batteriefach niemals mit Gewalt schließen, es lässt sich unter Umständen dann nicht mehr öffnen

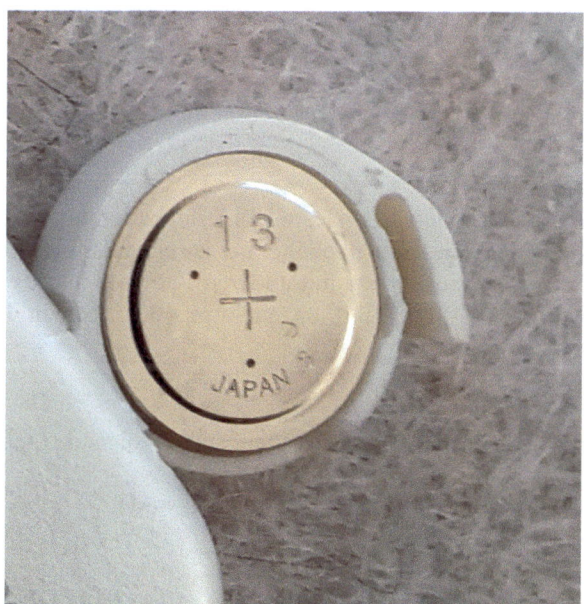

◘ **Abb. 12.13** Korrekt eingesetzte Hörgerätebatterie. (Foto: M. Decker-Maruska)

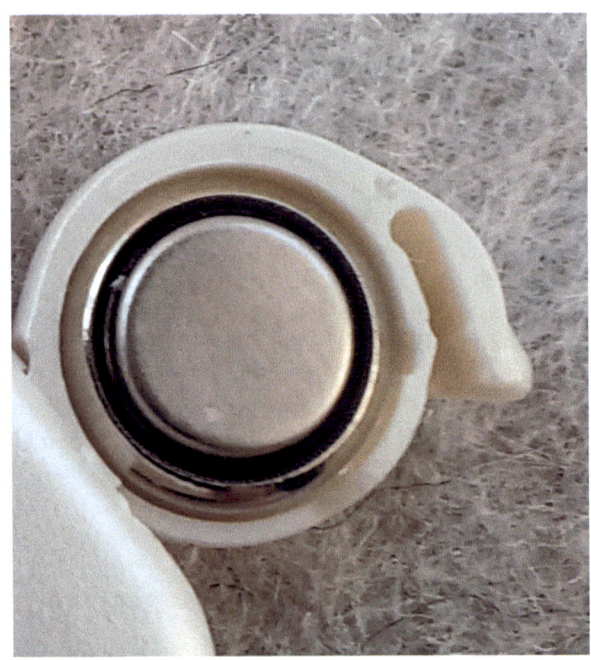

 Abb. 12.14 Falsch eingesetzte Hörgerätebatterie. (Foto: M. Decker-Maruska)

▪▪ Zu beachten
Wie alle gebrauchten Batterien gelten leere Hörgerätebatterien als Sondermüll und gehören daher in die Batteriesammelbehälter der jeweiligen Einrichtung. Im ambulanten Setting können sie zusammen mit anderen Batterien in die entsprechenden Recyclingboxen etwa bei Supermärkten entsorgt oder auch in Hörgerätefachgeschäften abgegeben werden.

▪ Batteriekapazität überprüfen
Um die Leistung einer Batterie zu überprüfen, stehen folgende Optionen zur Verfügung:
- **Überprüfung ohne Batterietester (Rückkopplungstest)**
  - Batterie im Hörgerät belassen
  - Hörgerät anschalten
  - Lautstärke auf ein Maximum hochregeln
  - Hörgerät mit der Hand umschließen oder mit einer Hand eine Mulde formen, Hörgerät hineinlegen, die andere Hand darüberlegen als ob man einen Schneeball formen möchte
  - Hand/Hände ans Ohr halten
  - Hört man einen Pfeifton ist davon auszugehen, dass die Batterie noch eine Mindestspannung aufweist
    - Der Pfeifton resultiert aus einer sogenannten akustischen Rückkopplung. Deren Ursache findet sich – sehr vereinfacht gesagt – darin, dass ein vom

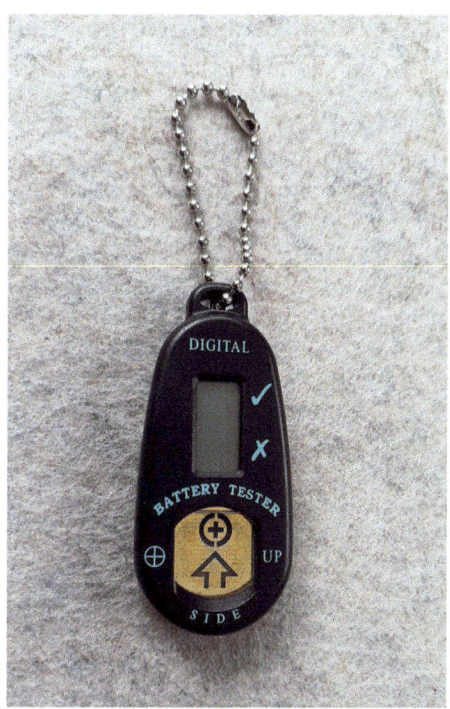

Abb. 12.15 Beispiel für einen Batterietester mit optischer Anzeige. (Foto: M. Decker-Maruska)

Lautsprecher des Hörgerätes abgegebenes und bereits verstärktes Schallsignal erneut vom Hörgerätemikrofon aufgenommen und verstärkt wird
- **Überprüfung mittels Batterietester mit optischer Anzeige**
  - Batterie aus dem Hörgerät nehmen
  - Batterie mit Pluspol nach oben auf den Batterietester legen
  - Batterie in Pfeilrichtung mit leichtem Druck nach oben schieben
  - Testergebnis im Display ablesen (grüner Bereich zeigt ausreichende Leistung an)
    - Batterietester (◘ Abb. 12.15) gibt es in unterschiedlichen Ausführungen. Erfahrungsgemäß wird der in der Abbildung gezeigte Tester häufig eingesetzt
- Bei Smartphone-gesteuerten Hörgeräten ist eine Überprüfung der Batterieleistung über die installierte Hersteller-App möglich

Ob man eine volle oder eine leere Batterie in Händen hält, lässt sich überdies folgendermaßen feststellen:
- Batterie aus ca. 5 cm Höhe auf eine harte Unterlage, etwa eine Tischplatte fallen lassen
- Eine volle Batterie bleibt nach dem Fall liegen, eine leere Batterie springt weg

Da nicht wenige Hörgeräteträger:innen diese Möglichkeit nutzen, soll sie hier nicht unerwähnt bleiben.

12.3.4 Funktionsstörungen bei Hörgeräten

Wenden wir uns jetzt einer Problematik zu, die hörgerätenutzende Patient:innen etwa mit folgender Bitte an Pflegekräfte herantragen: „Können Sie mir helfen, irgendwas stimmt mit meinem Hörgerät/meinen Hörgeräten nicht."

Auf Nachfrage kommt mit der Funktionsunfähigkeit der Hörhilfen eines der unterstützungsbedürftigen Probleme zutage, auf die sich beruflich Pflegende oftmals nur unzureichend vorbereitet fühlen. Um für solche Fälle besser gewappnet zu sein, stellt ◘ Tab. 12.2 einige diesbezüglich mögliche Problemursachen und Maßnahmen vor. Sofern keine der aufgezeigten Ursachen zutrifft, empfiehlt es sich, Kontakt mit einer Hörgeräteakustikerin/einem Hörgeräteakustiker aufzunehmen.

Deutlich seltener hingegen kommunizieren Patient:innen bei Nachfrage ein Pfeifgeräusch, sobald das Hörgerät eingesetzt ist. Die älteren Berufskolleg:innen erinnern sicher noch die Zeiten analoger Hörgeräte, in denen sich eine akustische Rück-

◘ **Tab 12.2** Funktionsstörung bei Hörgeräten – Problem: Hörgerät ist funktionsunfähig, mögliche Ursachen und Maßnahmen. (Eigene Darstellung)

Funktionsstörung bei HdO- und IO-Hörgeräten		
Problem	**Mögliche Ursachen**	**Mögliche Maßnahmen**
Hörgerät funktioniert nicht	Hörgerät ist nicht eingeschaltet	Hörgerät einschalten (Zu beachten: Moderne, akkubetriebenen Hörgeräte schalten sich automatisch ein, wenn sie aus der Ladestation genommen werden)
	Batteriefach ist offen	Batteriefach schließen
	Batterie ist leer	Hörgerät aus dem Ohr nehmen/nehmen lassen, Batterie auswechseln, Rückkopplungstest durchführen – Hörgerät wieder einsetzen/einsetzen lassen
	Akku ist leer	Hörgerät zum Aufladen in Ladestation stecken
	Hörgerät ist nass	Hörgerät zum Trocknen in Trockenbox/-station legen
	Otoplastik des HdO-Gerätes ist mit Cerumen verstopft	HdO-Gerät aus dem Ohr nehmen/nehmen lassen, Otoplastik reinigen, HdO-Gerät wieder einsetzen/einsetzen lassen
	Cerumenfilter eines IO-Gerätes ist verstopft	IO-Gerät aus dem Ohr nehmen/nehmen lassen, Cerumenfilter – sofern Ersatz vorhanden – auswechseln oder Hörgeräteakustiker:in kontaktieren, IO-Gerät nach Wechsel wieder einsetzen
	Mikrofon des Hörgerätes ist nicht eingeschaltet (bei Steuerung per Hersteller-App über Smartphone)	App aufrufen, Mikrofon einschalten
	Stummschaltung der Lautstärke ist aktiviert (bei Hörgeräten mit Fernbedienung)	Stummschaltung aufheben, falls Fernbedienung nicht auffindbar, Hörgerät aus- und wieder anschalten (bei beidseitiger Versorgung beide Hörgeräte aus- und wieder anschalten)

12.3 · Umgang mit konventionellen Hörgeräten und einem...

kopplung in Form eines lauten, schrillen Pfeiftons Aufmerksamkeit verschaffte. Ein unangenehmer Ton, der insbesondere im klinisch-geriatrischen Setting sowie in der stationären Kurz- und Langzeitpflege häufig anzutreffen war und sowohl die Patient:innen als auch uns Pflegekräfte an den Rand der Verzweiflung trieb. Heutzutage kaum noch ein Thema, da digitale Hörgeräte über Mechanismen (Algorithmen) verfügen, welche eine akustische Rückkopplung frühzeitig erkennen und unterdrücken.

◘ **Tab 12.3** Funktionsstörung bei Hörgeräten: Hörgerät summt, brummt oder pfeift, mögliche Ursachen, deren Hintergründe und Maßnahmen. (Eigene Darstellung)

Funktionsstörung bei HdO- und IO-Hörgeräten		
Problem	Mögliche Ursachen und Hintergründe	Mögliche Maßnahmen
	Hörgerät befindet sich im „falschen" Ohr - Otoplastik des HdO-Gerätes/Geräteschale des IO-Gerätes dichtet den Gehörgang nicht vollständig ab, Anteile des verstärkten Schallsignals können entweichen, fließen zurück und werden erneut vom Mikrofon aufgenommen	Hörgerät aus dem Ohr nehmen/nehmen lassen, Seitenzuordnung (Rot-Blau-Markierung) kontrollieren, Hörgerät ins „richtig" Ohr einsetzen/einsetzen lassen
Hörgerät summt, brummt oder pfeift	**Hörgerät sitzt nicht korrekt** - siehe Hörgerät befindet sich im „falschen" Ohr	Hörgerät aus dem Ohr nehmen/nehmen lassen und erneut einsetzen/einsetzen lassen Hilfreich: Das Ohrläppchen leicht nach hinten-unten ziehen und/oder auch die Patientin/den Patienten bitten, den Mund zu öffnen
	Zu hohe Lautstärke - Algorithmen zur Rückkopplungsunterdrückung greifen nicht	Lautstärke manuell über den Lautstärkeregler reduzieren, bei Fernbedienungssteuerung über die Fernbedienung, beim Smartphongesteuerten Hörgeräten über die installierte Hersteller-App
	Cerumenansammlung im Gehörgang - der vom Hörgerät verstärkte Schall kann in das Mikrofon reflektiert werden, was zu einer Rückkopplungsschleife führt	Hörgerät aus dem Ohr nehmen/nehmen lassen, Inspektion des Gehörgangs mit Otoskop durch eine speziell geschulte Pflegefachkraft, bestätigt sich der Verdacht, nach Rücksprache mit behandelndem Arzt/Hausarzt ggf. Terminierung einer HNO-fachärztlichen Vorstellung
	Zu hohe Lautstärke lässt sich aufgrund eines defekten Lautstärkereglers nicht reduzieren - s. zu hohe Lautstärke	Hörgeräteakustiker:in kontaktieren
	Otoplastik des HdO-Gerätes/die IO-Geräteschale sitzt nicht mehr passgenau (zu locker) - s. Hörgerät befindet sich im „falschen" Ohr	Hörgeräteakustiker:in kontaktieren

Dennoch gibt es Umstände, in denen die Rückkopplungsunterdrückung nicht greift und ein zumeist dezentes, nicht immer von Außenstehenden hörbares Geräusch wie Summen, Brummen oder Pfeifen von Hörgerätenutzer:innen wahrgenommen wird.

◘ Tab. 12.3 zeigt einige der möglichen Ursachen und Hintergründe für eine solche Geräuschentwicklung sowie problemlösende Maßnahmen auf.

Sofern es der Gesundheitszustand der hörgeminderten Person zulässt, ist diese aktiv in das Interventionsgeschehen einzubinden und dahingehend zu befähigen, mögliche Problemursachen zu erkennen und mit Unterstützung oder Anleitung, bestenfalls jedoch selbstständig zu bewältigen.

12.3.5 Akustische Funktionskontrolle bei Hörgeräten

Berichten Patient:innen, dass ein äußerlich intaktes und mit ausreichend Energie versorgtes Hörgerät akustische Auffälligkeiten aufweist, empfiehlt sich eine akustische Funktionskontrolle mittels eines Stethoclips, um sich selbst einen Höreindruck zu verschaffen. In seinem Erscheinungsbild ähnlich einem Stethoskop, ist für die Anwendung im Pflegealltag das Standardmodell aus Kunststoff (◘ Abb. 12.16) nebst Abhörglocke (auch IO-Adapter genannt) erfahrungsgemäß völlig ausreichend. Um sich einen Höreindruck in Bezug auf mögliche Störungen zu verschaffen, wird das jeweilige Hörgerät wie nachfolgend beschrieben mit dem Stethoclip verbunden:

- HdO-Gerät geschlossene Versorgung (Standardschallschlauch und Otoplastik)
  - Schallschlauch von Hörgerätewinkel abziehen
  - Winkel in den Ansatzschlauch des Stethoclips schieben (◘ Abb. 12.17)
- IO-Gerät
  - IO-Adapter auf Ansatzschlauch des Stethoclips schieben
  - IO-Hörgerät mit der schmalen Seite in den IO-Adapter stecken
- HdO-Gerät mit offener Versorgung
  - IO-Adapter auf Ansatzschlauch des Stethoclips schieben
  - Am Ende des Schallschlauchs bzw. des Verbindungskabels befindliche Otoplastik oder Schirmchen in IO-Adapter stecken

> **WICHTIG**
> Vor der Durchführung unbedingt darauf achten, die Lautstärke des Hörgerätes auf die geringste Stufe herunterzuregeln oder das Hörgerät auszuschalten, um das eigene Gehör vor eventuellen Schäden zu bewahren.

12.3 · Umgang mit konventionellen Hörgeräten und einem...

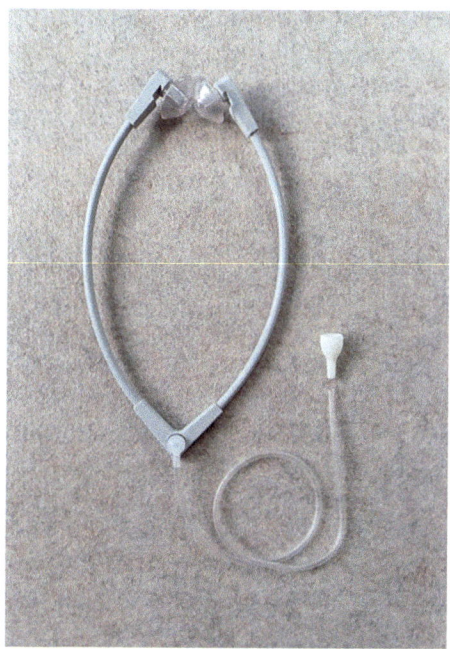

Abb. 12.16 Standardstethoclip mit weißer Abhörglocke (Foto: M. Decker-Maruska)

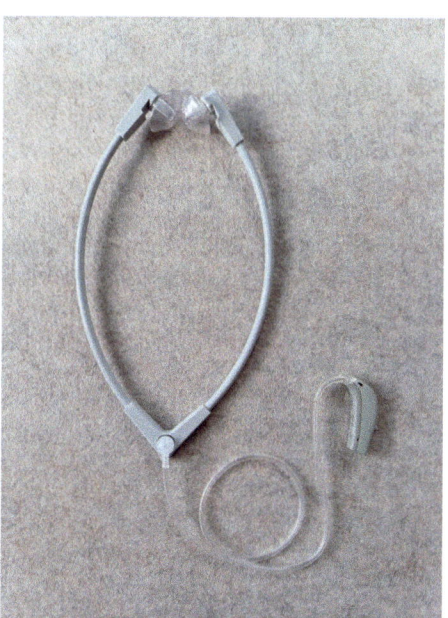

Abb. 12.17 Standardstethoclip mit HdO-Hörgerät (geschlossene Versorgung) (Foto: M. Decker-Maruska)

Im Rahmen der Durchführung die in ruhiger Umgebung stattfinden sollte, werden einige Worte in bzw. nahe am Mikrofon gesprochen. Hörgeräteakustiker:innen zufolge eignen sich hier Worte wie „Schlüssel", „Schüssel" oder „Schussel" besonders gut. Bei der „Hörkontrolle" ist auf folgende akustische Auffälligkeiten zu achten:
- Hören sich die gesprochenen Worte undeutlich oder verzerrt an?
- Lässt sich die Lautstärke über den Regler, die Fernbedienung oder die App verändern?
- Sind Geräusche wie Summen, Brummen, Pfeifen oder Kratzen wahrnehmbar?
- Setzt das Hörgerät bei leichtem Schütteln oder Druck auf das Gehäuse aus?
(Meier, S. in Fellgiebel, 2020, S. 55–56)

Sofern sich Auffälligkeiten zeigen, sollte schnellstmöglich Kontakt mit einer Hörgeräteakustikerin/einem Hörgeräteakustiker aufgenommen werden. Funktioniert das Gerät fehlerfrei, kann es eingesetzt werden.

Neben möglichen Funktionsbeeinträchtigungen kommt es vor, dass einige Patient:innen beim Tragen der Hörhilfen unter anderem über Schmerzen im Gehörgang klagen, andere wiederum lehnen den Gebrauch der Hörgeräte gänzlich ab. Einige mögliche Ursachen/Hintergründe der vorgenannten Problematiken sowie diesbezügliche Maßnahmen finden sich in ◘ Tab. 12.4.

12.3.6 Kinnbügelhörverstärker

Bei dem in ◘ Tab. 12.4 angeführten und in ◘ Abb. 12.18 in Anwendung zu sehenden Kinnbügelhörverstärker handelt es sich um ein einfach zu handhabendes technisches Hilfsmittel. Der Hörverstärker leistet bei Kommunikationsproblemen mit leicht- bis mittelgradig schwerhörigen, nicht hörgeräteversorgten bzw. ihre Hörgeräte nicht nutzen wollen oder könnenden Patient:innen, gute Dienste und sollte zum festen Inventar jeder Station/jedes Wohnbereichs gehören. Da ein solcher Kinnbügel alle akustischen Ereignisse gleichermaßen verstärkt, ist er vorzugsweise in ruhigen Räumlichkeiten und für Vier- bis maximal Sechs-Augen-Gespräche einzusetzen.

12.3 · Umgang mit konventionellen Hörgeräten und einem...

◘ Tab 12.4 Problematiken bei Hörgerätenutzung, mögliche Probleme, deren mögliche Ursachen/Hintergründe und Maßnahmen. (Eigene Darstellung)

Problematiken im Kontext der Nutzung von HdO- und IO-Hörgeräten		
Problem	Mögliche Ursachen/Hintergründe	Mögliche Maßnahmen
Hörgerät verursacht Schmerzen im Gehörgang	**Druckstellen** etwa durch eine unpassende Otoplastik bei HdO-Geräten oder unpassende Geräteschale bei IO-Geräten	In allen Fällen - Inspektion des Gehörgangs mit Otoskop durch eine speziell geschulte Pflegefachkraft - bestätigt sich eine der genannten Ursachen, nach Rücksprache und eventuell erneuter Inspektion durch den behandelnden Arzt/Hausarzt schnellstmöglich Terminierung einer HNO-fachärztlichen Untersuchung - bei beschädigter Otoplastik und Geräteschale zudem umgehende Kontaktaufnahme mit der betreuend Hörgeräteakustikerin/dem betreuenden Hörgeräteakustiker
	Verletzung etwa durch Absplitterungen/scharfe Kanten an Otoplastik oder Geräteschale	
	Pilzinfektion des Gehörgangs (u. a. oft verbunden mit starkem Juckreiz)	
Gehäuse des HdO-Hörgerätes verursacht Schmerzen	**Druckstelle** hinter der Ohrmuschel	Druckentlastende Polsterung, ggf. Hörgeräte 1–2 Tage nicht nutzen und Hörgeräteakustiker:in kontaktieren
Hörgerät löst Juckreiz aus (tritt sehr selten auf)	**Allergische Reaktion** auf eine Materialunverträglichkeit	Hörgeräteakustiker:in kontaktieren
Patient:innen möchten Hörgeräte nicht tragen (obgleich keine Auffälligkeiten an den Geräten sowie Ohrmuscheln/Gehörgängen feststellbar sind)	**Patient:innen tragen Hörgeräte seit Jahren nicht** - waren nach Erstanpassung von den „neuen" Höreindrücken vollends überfordert - weitere Besuche bei Akustiker:in zu Einstellungsänderungen sind nicht erfolgt - Geräte „nur angeschafft, damit die Angehörigen endlich Ruhe gaben"	- Information und Beratung in Bezug auf die Auswirkungen der Nichtnutzung der Hörgeräte auf die gesundheitliche Befindlichkeit durch eine speziell geschulte Pflegefachkraft - Stimmt die Patientin/der Patient zu, Kontaktaufnahme mit einer Hörgeräteakustikerin/einem Hörgeräteakustiker zur gemeinsamen Besprechung des weiteren Vorgehens, ggf. unter Einbindung der An-/Zugehörigen
	Patient:innen sind demenziell erkrankt - vormals vielfach Hörgeräte konsequent getragen - mit fortschreitendem Krankheitsverlauf entzieht sich jedoch den betroffenen Patient:innen nicht selten die Sinnhaftigkeit von Hörgeräten und somit auch die Nutzung deren Bewusstsein - vielfach werden Hörgeräte als störende Fremdkörper betrachtet, denen es sich zu entledigen gilt	- Hilfreiches und von demenziell erkrankten Menschen erfahrungsgemäß häufig akzeptiertes Kommunikationsinstrument ist ein *Kinnbügelhörverstärker (Conferette)*

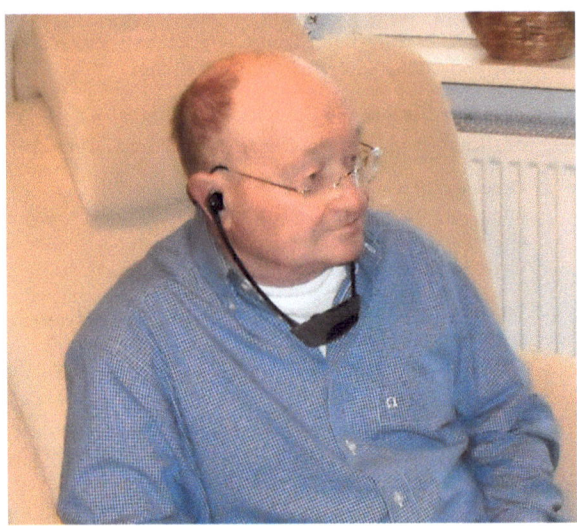

Abb. 12.18 Beispiel eines Kinnbügelhörverstärkers in Anwendung zur Überbrückung einer Hörgerätereparatur. (Foto: M. Decker-Maruska)

> **Wissenswert**
>
> Hörverstärker/Kinnbügelhörer werden von den gesetzlichen Krankenkassen als Hilfsmittel anerkannt, wenn das Tragen von HdO- oder IO-Geräten erkrankungs- oder behinderungsbedingt nicht möglich ist. Kinnbügelhörverstärker stehen überdies in der Kombination als TV- und Kommunikationshörverstärker zu Verfügung.

12.3.7 Einsetzen und herausnehmen von HdO- und IO-Hörgeräten

Bekanntermaßen können Hörgeräte nur dann zu einer Verbesserung der kommunikativen Kompetenz ihrer Nutzerinnen und Nutzer beitragen, wenn sie sich – funktionsfähig und korrekt platziert – in deren Ohren befinden. In diesem Wissen gehört es zur täglichen Routine der meisten selbstständigen Hörgeräteträger:innen, ihre Technik nach der Morgentoilette einzusetzen und erst vor dem Schlafengehen herauszunehmen. Wohlgemerkt der meisten, denn immer wieder begegnet man auch schwerhörigen Patient:innen, die ihre Hörgeräte nur gelegentlich etwa für den Arztbesuch oder eine Familienfeierlichkeit aus der Schublade kramen, da sie – häufig allein lebend – „zu Hause ganz gut ohne ihre Hörhilfen zurechtkommen". In diesen Fällen sollten beruflich Pflegende versuchen, die Hintergründe/Ursachen zu eruieren, denn oftmals versteckt sich hinter einer sporadischen Nutzung ein, seitens der schwerhörigen Patientenklientel erst auf Nachfrage kommunizierter Unterstützungsbedarf.

12.3 · Umgang mit konventionellen Hörgeräten und einem...

- **Interventionsbedarf und Zeitaufwand**

So bedürfen insbesondere ältere Patientinnen und Patienten, beispielsweise aufgrund einer beeinträchtigten manuellen Geschicklichkeit, nicht selten der pflegefachlichen Intervention beim Einsetzen und/oder Herausnehmen ihrer filigranen „Hörtechnik". In Anbetracht des individuell unterschiedlichen Unterstützungsbedarfs empfiehlt es sich, spätestens im Planungsgespräch zu klären, ob die Hörhilfe/Hörhilfen erst nach der Grundpflege eingesetzt werden oder selbige bereits im Vorfeld zum Einsatz kommen und dann zur Grundpflege wieder herausgenommen werden. Das letztgenannte Vorgehen empfinden einige Patient:innen mit Blick auf ein besseres Verständnis möglicher Handlungsanweisungen etwa zur Durchführung der Grundpflege als vorteilhaft. Andere wiederum favorisieren diese Maßnahme in dem Wissen, dass ihre ebenfalls unterstützungsbedürftige Grundpflege nicht immer direkt frühmorgens erfolgen kann. Zeigt sich darüber hinaus ein Interventionsbedarf beim Herausnehmen des Hörgerätes/der Hörgeräte, ist zu besprechen, wann diese am Abend aus dem Ohr/den Ohren entfernt werden sollen. Apropos Ohren: Bei der Grundpflege daran denken, auch die Ohren zu reinigen.

Vergleichbar der Reinigung und dem Batteriewechsel erweist sich im klinisch-stationären Versorgungsbereich häufig eine Übernahme des Einsetzens und/oder Herausnehmens des Hörgerätes/der Hörgeräte als erforderlich. Im klinisch-geriatrischen Setting sowie in der ambulanten und stationären Langzeitpflege sollte – sofern es Gesundheitszustand und manuelle Geschicklichkeit der Patient:innen gestatten – der Fokus anfänglich auf der Unterstützung liegen und in der Anleitung sowie dem Training des selbstständigen Einsetzens und/oder Herausnehmens des Hörgerätes/der Hörgeräte münden. Der einzuplanende Zeitaufwand gestaltet sich unterschiedlich und ist unter anderem abhängig von der Art und Weise der individuell erforderlichen Maßnahmen, wobei eine geübte Pflegekraft das „reine" Einsetzen bzw. Herausnehmen eines Hörgerätes in maximal zwei Minuten bewältigt.

- **Einiges Grundsätzliches zum Einsetzen/Herausnehmen von Hörgeräten**
- Die Patient:innen zum Einsetzen/Herausnehmen vor einen Tisch mobilisieren, der mit einer weichen Unterlage (z. B. Handtuch) abgedeckt ist und auf dem bestenfalls ein Spiegel steht
  - Auf ausreichende eigene Bewegungsfreiheit achten
- Einige Patient:innen bevorzugen das Einsetzen bzw. Herausnehmen nach der Morgen- bzw. vor der Abendtoilette am Waschbecken sitzend
  - Von Vorteil: Der in der Regel über dem Waschbecken befindliche Spiegel
  - **Unerlässlich:** *Der Abfluss des Waschbeckens muss geschlossen, das Waschbecken selbst trocken und mit einer weichen Unterlage, etwa einem Handtuch, ausgelegt sein*
- Beim Einsetzen sowie beim Herausnehmen auf Druckstellen etwa hinter der Ohrmuschel, in der Ohrmuschel und am Eingang des Gehörgangs achten
- Spiegelkommunikation nutzen, denn die Pflegekraft steht beim Einsetzen/Herausnehmen des Hörgerätes/der Hörgeräte hinter den Patient:innen
  - Zudem können die Patientinnen und Patienten so die einzelnen Teilschritte des Einsetzens bzw. Herausnehmens genau verfolgen, unter Anleitung erlernen und langfristig bestenfalls selbstständig bewältigen

- Bei beidseitiger Hörgeräteversorgung Geräte immer in der gleichen, mit den Patient:innen abzusprechenden Reihenfolge einsetzen bzw. herausnehmen
  - Feste Abläufe schaffen Sicherheit und erleichtern es den Patient:innen, eine Routine aufzubauen
  - Vor dem Einsetzen korrekte Seitenzuordnung anhand der Rot-Blau-Markierung der Hörgeräte prüfen
- Am Abend zuerst das Hörgerät/die Hörgeräte herausnehmen, dann die Oberkörperbekleidung ausziehen – morgens erfolgt das Prozedere in umgekehrter Reihenfolge
  - Beugt einem versehentlichen Abstreifen der sensiblen Technik zusammen mit der Kleidung vor
- Bei bettlägerigen Patient:innen:
  - Sofern es deren Gesundheitszustand erlaubt, das Kopfteil des Bettes vor dem Einsetzen/Herausnehmen hochstellen
  - Anzuraten ist, das Hörgerät/die Hörgeräte intermittierend, entsprechend der Patientenwünsche, etwa zur Arztvisite oder bei Besuchen von Angehörigen einzusetzen
    - Die Maßnahme dient bei HdO-Geräten der Vermeidung von Dekubiti bei längerer Kopfseitenlage. Zudem beugt sie sowohl bei HdO- als auch IO-Geräten möglichen Rückkopplungsgeräuschen vor, die bei Kopfseitenlage durch ein Verschieben der Otoplastik bzw. der Geräteschale entstehen können

Praxistipp

Wer sichergehen will, dass die Funktionsfähigkeit eines Hörgerätes, welches keine visuelle Ladezustandsanzeige besitzt, nicht an einer leeren Batterie/einem leeren Akku scheitert, kann vor dem Einsetzen den Rückkopplungstest durchführen

- **Vorgehensweise beim Einsetzen und Herausnehmen von HdO- und IO-Hörgeräten**

Angesicht der Vielzahl unterschiedlicher Hörgerätemodelle wird nachfolgend das Einsetzen und Herausnehmen beispielhaft anhand eines HdO-Gerätes mit offener Versorgung, eines HdO-Gerätes mit Otoplastik und Standardschallschlauch sowie eines IO-Gerätes kurz erläutert. Wer hier gerne auf bewegte Bilder zugreifen möchte, kein Problem. Im Internet finden sich zahlreiche, gut verständliche Anleitungsvideos.

- **Einsetzen eines HdO-Hörgerätes mit offener Versorgung**
  - Gerätegehäuse zwischen Daumen und Zeigefinger der einen Hand nehmen und hinter der Ohrmuschel platzieren
  - Mit der anderen Hand den Schallschlauch bzw. bei Ex-Hörer Modellen das Verbindungskabel über die Ohrmuschel nach vorne führen
  - Schirmchen vorsichtig in den Gehörgang einschieben
  - Ggf. vorhandene Plastikabstützung in der Ohrmuschel platzieren
  - Die Patient:innen fragen, ob das Hörgerät ihrem Gefühl nach richtig sitzt
    - Falls nicht, das Ohrläppchen nach hinten-unten ziehen und etwas nachschieben

- **Herausnehmen eines HdO-Hörgerätes mit offener Versorgung**
  - Gerätegehäuse nach vorne (vor die Ohrmuschel) holen
  - Schirmchen bzw. Otoplastik mit Daumen und Zeigefinger greifen
  - Vorsichtig aus dem Gehörgang ziehen

- **Einsetzen eines HdO-Hörgerätes mit geschlossener Versorgung**
  - Otoplastik am hinteren Ende mit Daumen und Zeigefinger der einen Hand fassen, die andere Hand hält das Gerätegehäuse
  - Otoplastik locker auf die Ohrmuschel legen
  - Die Otoplastik mit dem Zeigefinger vorsichtig in einer gedachten Linie Richtung Nase drücken (Otoplastik schiebt sich so automatisch und für die Patient:innen schmerzfrei in die richtige Position)
  - Hörgerätewinkel über der Ohrmuschel und Gerätegehäuse hinter der Ohrmuschel platzieren
  - Die Patient:innen fragen, ob die Otoplastik ihrem Gefühl nach richtig sitzt, ggf. etwas nachschieben und darauf achten, dass die Otoplastik dicht abschließt
    - Vorsichtiges Ziehen des Ohrläppchens nach hinten-unten erleichtert das Einsetzen ebenso wie der geöffnete Mund der Patient:innen
  - Gerätegehäuse hinter die Ohrmuschel setzen, wobei die Krümmung des Hörgerätewinkels auf dem oberen Teil der Ohrmuschel zu liegen kommt
- **Herausnehmen eines HdO-Hörgerätes mit geschlossener Versorgung**
  - Gerätegehäuse nach vorne (vor die Ohrmuschel) holen
  - Ohrläppchen leicht nach hinten-unten ziehen und/oder die Patient:innen bitten, den Mund zu öffnen
    - Otoplastik mit Daumen und Zeigefinger greifen und mit einer sanften Drehbewegung aus dem Gehörgang/der Ohrmuschel nehmen

- **Einsetzen eines IO-Hörgerätes**
  - Hörgerät vorsichtig zwischen Daumen und Zeigefinger nehmen
  - Das schmale Ende des Gerätes sanft in den Gehörgang einbringen
  - Mit einer Hand das Ohrläppchen vorsichtig nach hinten-unten ziehen
  - Mit dem Zeigefinger der anderen Hand das Hörgerät vorsichtig in die korrekte Position drücken
  - Die Patient:innen fragen, ob das Hörgerät ihrem Gefühl nach richtig sitzt
  - Ggf. etwas nachdrücken
- **Herausnehmen eines IO-Hörgerätes**
  - Besitzt das Hörgerät einen Ausziehfaden (Ausziehhilfe), diesen mit Daumen und Zeigefinger umfassen und das Gerät mit leichtem Zug aus dem Gehörgang entfernen
  - Bei Hörgeräten ohne Ausziehfaden:
    - Einen Daumen hinter das Ohrläppchen legen
    - Das Ohr vorsichtig nach oben drücken, wodurch das Hörgerät aus dem Gehörgang geschoben wird. Eine Kaubewegung der Patientin/des Patienten unterstützt das Herausschieben
    - Steht das Gerät ausreichend weit aus dem Gehörgang hervor, lässt es sich mit Daumen und Zeigefinger greifen und herausnehmen

12.3.8 Pflege und Reinigung eines HdO-Audioprozessors bei CI-Versorgung

Der Audioprozessor als externer Anteil eines Cochlea-Implantats ist tagtäglich Verunreinigungen unter anderem durch Staub und Schweiß ausgesetzt, kommt jedoch im Gegensatz zu Hörgeräten nicht mit Cerumen in Kontakt. Vergleichbar Hörgeräten können nicht entfernte, möglicherweise fest verhaftete Verschmutzungen oder Feuchtigkeit sowie Beschädigungen unter anderem die Funktionalität und Klangqualität eines Prozessors negativ beeinflussen und schlimmstenfalls die lautsprachliche Kommunikation verunmöglichen. Problematisch, denn:

Ohne funktionsfähige bzw. nicht angelegte Audioprozessoren sind beidseitig CI-versorgte Patient:innen zumeist vollständig taub, einseitig versorgte Patient:innen hören auf dem jeweils implantierten Ohr zumeist nichts!

Verständlicherweise messen CI-Träger:innen daher der täglichen Pflege und Reinigung ihres Prozessors/ihrer Prozessoren sowie deren Inspektion in Bezug auf äußerlich sichtbare Beschädigungen einen sehr hohen Stellenwert bei. Die erforderliche Reinigungsprozedur binden selbstständige Cochlea-implantierte Patientinnen und Patienten vielfach in ihre tägliche Abendroutine ein, um tagesaktuelle, frische Verunreinigungen zu entfernen, bevor sie in der nächtlichen Lade- und Trocknungszeit festbacken. Eine sinnvolle Vorgehensweise, bedenkt man, dass so die externe Komponente des CI am nächsten Morgen ohne weiteren Aufwand angelegt werden kann.

Die nachfolgenden Ausführungen beschreiben das tägliche, für alle HdO-Audioprozessoren (hinter dem Ohr zu tragende Prozessoren) bedenkenlos durchzuführende Reinigungsprozedere. Von der Beschreibung einer umfassenden Reinigung, bei der die Prozessoren in ihre Einzelkomponenten zu zerlegen sind, wird Abstand genommen, da nicht jedes CI-Modell dahingehend detailliert beschrieben werden kann. In diesem Kontext sei auf die, seitens der verschiedenen Herstellerfirmen individuell für jedes CI-Modell im Internet verfügbaren Kurzbedienungsanleitungen und Benutzerhandbücher hingewiesen, die unter anderem modelltypische Reinigungs- und Pflegehinweise enthalten.

- **Interventionsbedarf und Zeitaufwand**

Bedürfen CI-versorgte Patientinnen und Patienten bei der täglichen Reinigung und Inspektion des Audioprozessors einer pflegefachlichen Intervention im Sinne von Übernahme, Unterstützung oder Anleitung, ist gemeinsam mit ihnen festzulegen, zu welcher Tageszeit die Maßnahme erfolgen soll bzw. kann. Aus den vorab aufgeführten Gründen erweist es sich jedoch als zielführend, die Reinigungsprozedur in die Spätdienste zu verlegen. Der einzuplanende Zeitaufwand gestaltet sich auch in diesem Fall unter anderem angesichts des individuell erforderlichen Unterstützungsbedarfs verschieden.

12.3 · Umgang mit konventionellen Hörgeräten und einem...

- **Benötigtes Zubehör für die tägliche Reinigung und Trocknung eines HdO-Audioprozessors**
- Einmalhandschuhe (die im Pflegealltag gebräuchlichen Latex- oder Vinylhandschuhe nutzen, Einmalhandschuhe aus Plastik sind eher ungeeignet)
- Weiche Unterlage (z. B. Handtuch)
- Ein trockenes, weiches Tuch
- Bereits befeuchtete spezielle Reinigungstücher, wie sie auch bei der Reinigung von Hörgeräten zur Anwendung kommen
- Trocknungszubehör: Spezielle Trockenboxen oder Trockenkissen für CI oder entsprechende Ladestationen mit Trocknungsfunktion

> **Praxistipp**
>
> Die Reinigung möglichst mit Einmalhandschuhen und stets sitzend an einem Tisch mit weicher Unterlage durchführen, wobei Letztgenanntes das Risiko von Beschädigungen durch mögliches Herunterfallen des Prozessors verringert.

- **Reinigung, Inspektion und Trocknung eines HdO-Audioprozessors**

Die Übernahme der normalen, täglichen Reinigung des Audioprozessors gestaltet sich einfach und ist von einer geübten Pflegekraft in wenigen Minuten zu bewältigen:
- Kompletten Audioprozessor einschließlich Spulenkabel und Sendespule vorsichtig und gründlich mit einem trockenen, weichen Tuch abwischen
  - Bei stärkeren Verunreinigungen kommt ein bereits befeuchtetes Reinigungstuch zur Anwendung
- Den Prozessor auf mögliche Beschädigungen wie Risse, Absplitterungen oder ein defektes Spulenkabel überprüfen
  - Finden sich Beschädigungen, umgehend die betreuende (auf Cochlea-Implantate spezialisierte) Hörgeräteakustikerin/den betreuenden Hörgeräteakustiker oder die Herstellerfirma des CI kontaktieren
- Audioprozessoren über Nacht trocknen
  Cave: Batterien und auswechselbare Akkus gehören in der Regel *nicht* in Trockenboxen (Leitfaden für eine gelingende Kommunikation zwischen Pflegekraft und hörbeeinträchtigten Patienten/Bewohnern 2022, S. 59)
  - Prozessoren mit festverbauten Akkus über Nacht in dafür vorgesehene spezielle Ladeschalen mit integrierter Trocknungsfunktion stecken
  - Bei batteriebetriebenen Prozessoren Batterien vor dem Einlegen in die Trockenbox herausnehmen bzw. die sogenannte Batteriehülse vom Prozessor entfernen, Batterie/Batterien herausnehmen und die Hülse separat dazulegen
  - Bei Prozessoren mit auswechselbaren Akkus sind die Akkumodule in der Regel abnehmbar und werden in einer Ladeschale aufgeladen, während der restliche Anteil des Audioprozessors in die Trockenbox gelegt wird
    - *Hinweis:* In der Regel verfügen Patient:innen über mehrere Akkumodule, sodass ein Aufladen nicht zwingend jede Nacht erfolgen muss, sondern leere Akkus auch am Tage aufgeladen werden können

12.3.9 Batteriewechsel bei HdO-Audioprozessoren

Eine mögliche Energiequelle von Cochlea-Implantaten stellen die bereits vorgestellten speziellen CI-Batterien dar (vgl. ▶ Abschn. 12.1.3, Energieversorgung, Energielieferant Batterie). Benötigen CI-versorgte Patient:innen beim Batteriewechsel (sowie beim Wechsel der Akkumodule) die Unterstützung durch beruflich Pflegende, sind diese stets auf eine Information der Patientinnen und Patienten angewiesen, das ein solcher durchzuführen ist.

- **Interventionsbedarf, Zeitaufwand, Wechselzubehör**

Obgleich CI-Batterien etwas größer daherkommen als die meisten Hörgerätebatterien, erfordert der Batteriewechsel neben einer guten Nahsehschärfe eine gewisse feinmotorische Kompetenz und erweist sich, vor allem für ältere CI-Träger:innen, als oftmals nicht mehr selbstständig durchführbar. So findet sich im klinisch-stationären Versorgungsbereich die erforderliche Unterstützung zumeist in der Übernahme des Batteriewechsels. Im klinisch-geriatrischen Setting sowie in der ambulanten und stationären Langzeitpflege sollte das Augenmerk auf Unterstützungsmaßnahmen liegen, die zu guter Letzt in der Anleitung sowie dem Training eines selbstständigen Batteriewechsels resultieren.

Damit ein Batteriewechsel nicht an fehlenden CI-Batterien – je nach Modell ist ein HdO-Audioprozessor mit zwei oder drei Batterien bestückt – scheitert, ist anzuraten, zwei Päckchen derselben im Notfallkoffer zu beheimaten. Hilfreiches Wechselinstrument auch hier der bereits vorgestellte Magnetstift. Weiteres Wechselzubehör stellen eine weiche Unterlage, Einmalhandschuhe sowie ein trockenes weiches Tuch oder vorbefeuchtete Reinigungstücher, wie sie für die Reinigung von Hörgeräten verwendet werden, dar.

Der zeitliche Aufwand für die Übernahme des Batteriewechsels durch eine geübte Pflegekraft beträgt wenige Minuten, bei unterstützenden, anleitenden oder trainierenden Maßnahmen gestaltet sich dieser individuell verschieden.

- **Batteriewechsel durchführen**

Vergleichbar der Reinigung eines HdO-Audioprozessors sollte der Batteriewechsel mit Einmalhandschuhen und aus bekannten Gründen sitzend an einem Tisch mit weicher Unterlage erfolgen. Zudem empfiehlt es sich, den Prozessor vor dem Batteriewechsel mit einem speziellen Reinigungstuch oder einem trockenen weichen Tuch abzuwischen.

– Batteriefach/Batteriehülse öffnen
– Leere Batterien entfernen
– Neue Batterien aus Päckchen nehmen und Schutzfolie entfernen
– Magnetstift auf den jeweiligen Plus-Pol aufsetzen und Batterien ins Batteriefach einlegen
– Batterien 30 Sekunden bis 1 Minute „atmen" lassen
– Batteriefach/Batteriehülse schließen
  – Vergewissern, dass das Batteriefach/die Batteriehülse komplett geschlossen ist, da ansonsten die Energieversorgung und somit das CI nicht funktioniert

12.3 · Umgang mit konventionellen Hörgeräten und einem…

> **Wichtig**
> Bei einem Batteriewechsel sind stets alle im Batteriefach/der Batteriehülse befindlichen Batterien auszutauschen, und CI-Batterien gehören in gleicher Weise entsorgt wie Hörgerätebatterien.

- **Batteriekapazität überprüfen**

Mit Ausnahme des Rückkopplungstests, der bei Audioprozessoren in Anbetracht der technischen Gegebenheiten nicht funktioniert, bedient man sich zur Leistungsüberprüfung von CI-Batterien derselben Methoden wie bei Hörgerätebatterien (einschließlich der Kontrolle mittels Hersteller-App bei Smartphone-gesteuerten CIs). Da bereits in ▶ Abschn. 12.3.3 (Batteriewechsel bei Hörgeräten) detailliert beschrieben, wird hier von einer erneute Erläuterung der Überprüfungsmöglichkeiten abgesehen.

> **Praxistipp**
>
> Detaillierte Infos etwa zum Wechselvorgehen sowie bezüglich die Batterie- oder Akkuleistung offenbarenden LED-Anzeigemodi der Prozessoren finden sich in den bereits angesprochenen modellspezifischen Bedienungsanleitungen oder Benutzerhandbüchern der jeweiligen Herstellerfirma im Internet. Hilfreiche modelltypische Kurzinformationen zum Batterie- und Akkuwechsel bieten unter anderem auch die „Infoblätter für den Notfall" des Bayrischen Cochlea Implantat Verbandes e. V. unter ▶ https://www.bayciv.de/infos-dokumente.

12.3.10 Funktionsstörungen bei einem HdO-Audioprozessor

Nicht wenige beruflich Pflegende stellen sich die Frage: Was tun, wenn Patient:innen mitteilen, dass ihr Audioprozessor nicht funktioniert? ◘ Tab. 12.5 zeigt einige mögliche Ursachen und Maßnahmen in Bezug auf eine solche Problematik auf.

> **Wissenswert**
>
> Bei den in ◘ Tab. 12.5 genannten CI-Akustiker:innen handelt es sich um speziell weitergebildete Hörgeräteakustikerinnen und Hörgeräteakustiker, die mittlerweile in nicht wenigen Hörgerätefachgeschäften anzutreffen sind und sowohl CI-versorgten Patientinnen und Patienten als auch Pflegekräften unter anderem bei Funktionsstörungen mit Rat und Tat zur Seite stehen.

Tab. 12.5 Audioprozessor funktioniert nicht – mögliche Ursache und Maßnahmen zur Problembehebung. (Eigene Darstellung, angelehnt an den DSB – Leitfaden zur gelingenden Kommunikation zwischen Pflegekraft und hörbeeinträchtigtem Patient/Bewohner, 2022)

Funktionsstörungen bei HdO-Audio-Prozessoren		
Problem	Mögliche Ursache	Mögliche Maßnahme
Audioprozessor funktioniert nicht	Batteriefach ist geöffnet oder Batteriehülse ist nicht richtig angedockt	Batteriefach schließen/korrekt andocken - LED-Anzeige am Prozessor sollte jetzt grün leuchten
	Batterien/Akkus sind leer	Batterien/Akkus austauschen
	Spulenkabel ist defekt oder gerissen	- Hörgeräte-Fachgeschäft, in denen CI-Akustiker:innen tätig sind, kontaktieren - CI-Hersteller kontaktieren, neues Spulenkabel bestellen und austauschen lassen
	Audioprozessor weist Beschädigungen auf	
	Audioprozessor lässt sich nicht einschalten	

12.3.11 An- und Ablegen eines HdO-Audioprozessors

Um mittels gesprochener Sprache zu kommunizieren, sind CI-versorgte Patientinnen und Patienten zwingend darauf angewiesen, ihren Audioprozessor/ihre Audioprozessoren anzulegen, sprich die externe Komponente mit der Empfängerspule des Implantats zu verbinden. Trotz komplexer Technik gestaltet sich das Anlegen und Abnehmen des Audioprozessors vergleichsweise einfach und erweist sich auch für die ältere Patientenklientel erstaunlicherweise als lange selbstständig durchführbar.

■ **Interventionsbedarf und Zeitaufwand**

Ungeachtet dessen bedürfen CI-tragende Patient:innen in bestimmten Fällen, etwa bei beeinträchtigter Feinmotorik und Sensibilität oder aufgrund eines verschlechterten Gesundheitszustandes, der pflegefachlichen Unterstützung beim Anlegen und/oder Abnehmen des HdO-Audioprozessors. Vor dem Hintergrund der individuell unterschiedlichen Interventionsmaßnahmen ist mit den Patientinnen und Patienten abzuklären, ob der Prozessor/die Prozessoren nach der Grundpflege angelegt werden oder alternativ schon im Vorfeld zum Einsatz kommen und zur Grundpflege wieder abgenommen werden. Hier favorisieren vor allem beidseitig versorgte Patient:innen unter anderem mit Blick auf ein Verstehen möglicher lautsprachlicher Handlungsanweisungen etwa zur Durchführung der Grundpflege die letztgenannte Möglichkeit. Andere wiederum bevorzugen dieses Vorgehen in dem Wissen, das ihre unterstützungsbedürftige Grundpflege nicht immer gleich frühmorgens erfolgen kann. Erfordert darüber hinaus das abendliche Abnehmen des Audioprozessors die Übernahme oder Unterstützung durch eine Pflegekraft, ist zu besprechen, zu welcher Uhrzeit die Maßnahme erfolgen soll bzw. kann.

12.3 · Umgang mit konventionellen Hörgeräten und einem...

In Bezug auf die erforderliche Unterstützung sollte im klinisch-geriatrischen Setting sowie in der ambulanten und stationären Langzeitpflege, wie bereits mehrfach angeführt, das Hauptaugenmerk auf der Hinführung zum selbstständigen Anlegen und Abnehmen des Prozessors liegen. Mit Blick auf den Zeitaufwand ist zu sagen, dass sich dieser nicht zuletzt abhängig vom individuellen Unterstützungsbedarf unterschiedlich gestaltet, wobei eine geübte Pflegekraft für das Anlegen/Abnehmen kaum mehr als 1 Minute benötigt.

- **Einiges Grundsätzliches zum Anlegen und Abnehmen eines HdO-Audioprozessors**
- Die Patient:innen zum Anlegen/Abnehmen vor einen – mit einer weichen Unterlage (z. B. Handtuch) abgedeckten – Tisch mobilisieren, auf dem bei unterstützenden und anleitenden Maßnahmen sowie bei Trainings bestenfalls ein Spiegel steht
  - Auf ausreichende eigene Bewegungsfreiheit achten
- Einige Patient:innen bevorzugen das Anlegen bzw. Abnehmen nach der Morgen- bzw. vor der Abendtoilette am Waschbecken sitzend:
  - Von Vorteil: Der in der Regel über dem Waschbecken befindliche Spiegel
  - **Unerlässlich:** *Der Abfluss des Waschbeckens muss geschlossen, das Waschbecken selbst trocken und mit einer weichen Unterlage, beispielsweise einem Handtuch, ausgelegt sein*
- Beim Anlegen und Abnehmen auf Hautirritationen an der Andockstelle sowie auf Druckstellen etwa hinter der Ohrmuschel achten
- Spiegelkommunikation nutzen, da die Pflegekraft beim Anlegen/Abnehmen des Prozessors/der Prozessoren hinter den Patient:innen steht
  - Zudem können die Patient:innen so die wenigen Teilschritte des Anlegens bzw. Ablegens so gut verfolgen, das Prozedere unter Anleitung erlernen und langfristig bestenfalls selbstständig durchführen
- Bei beidseitiger CI-Versorgung die Prozessoren stets in der gleichen, mit den Patient:innen abzusprechenden Reihenfolge anlegen bzw. abnehmen
  - Feste Abläufe erleichtern den Patient:innen, eine Routine aufzubauen und geben Sicherheit
  - **Cave:** Sofern bei einer beidseitigen CI-Versorgung das CI nach dem Andocken des Prozessors nicht funktioniert, besteht die Möglichkeit, dass sich der Prozessor hinter dem „falschen" Ohr befindet und an das „falsche" Implantat angedockt wurde
- Am Abend zuerst den Audioprozessor/die Audioprozessoren ablegen, dann die Oberkörperbekleidung ausziehen – morgens erfolgt das Prozedere in umgekehrter Reihenfolge
  - Die Vorgehensweise beugt einem versehentlichen Abstreifen der sensiblen Technik zusammen mit der Kleidung vor
- Bei bettlägerigen Patientinnen und Patienten:
  - Sofern es deren Gesundheitszustand gestattet, das Kopfteil des Bettes vor dem Anlegen hochstellen
  - Abnehmen des Prozessors ist auch möglich, wenn sich die Patient:innen in einer halb liegenden oder liegenden Position befinden

- Es empfiehlt sich, den Audioprozessor/die Audioprozessoren intermittierend, entsprechend den Wünschen der Patientinnen und Patienten, etwa zur Arztvisite, bei Besuchen von Angehörigen oder zum Fernsehen anzulegen
  - Die Maßnahme fokussiert auf die Vermeidung von Dekubiti bei längerer Kopfseitenlage

- **Vorgehen beim Anlegen eines HdO-Audioprozessors**
- Sicherstellen, dass die Energieversorgung gewährleistet ist
- Prozessorgehäuse am Batteriefach mit Daumen und Finger der einen Hand fassen
- Mit der anderen Hand die Sendespule halten
- Ohrhaken über der Ohrmuschel und Prozessorgehäuse hinter der Ohrmuschel platzieren
- Sendespule an Empfängerspule andocken
  - Die am Hinterkopf befindliche Empfängerspule lässt sich in einigen Fällen als leichte Erhebung der Kopfhaut erfühlen
  - Eine andere Möglichkeit ist, mit der Sendespule über den Hinterkopf zu fahren, wobei das Verbindungskabel schon einen gewissen Anhalt gibt, in welchem Umkreis sich die Andockstelle befinden könnte

> **Wissenswert**
>
> Einige Audioprozessoren schalten sich automatisch ein, andere Prozessoren müssen separat eingeschaltet werden.

- **Vorgehen beim Abnehmen eines HdO-Audioprozessors**
- Prozessorgehäuse am Batteriefach mit Daumen und Finger der einen Hand fassen
- Mit der anderen Hand die Sendespule abdocken
- Prozessorgehäuse von hinter der Ohrmuschel leicht nach vorne Richtung Ohrhaken bewegen und abnehmen

12.3.12 Der „besondere Notfallkoffer"

Wie der Kinnbügelhörverstärker sollte auch der bereits in einigen vorangegangenen Kapiteln erwähnte, etwas andere Notfallkoffer auf keiner Klinikstation/in keinem Wohnbereich/bei keinem ambulanten Pflegedienst fehlen, denn: „Ob das Beheben von Funktionsstörungen oder eine Inspektion des Gehörgangs, nicht selten verzögern sich erforderliche Interventionen in Ermangelung eines geeigneten Equipments um Stunden oder gar Tage" (Decker-Maruska 2021, S. 71).

Abhilfe schafft hier der von der Autorin bereits im Jahr 2002 gemeinsam mit einer befreundeten Hörakustikmeisterin „entwickelte" besondere Notfallkoffer. In seiner Basisversion, wie in ◘ Abb. 12.19 zu sehen, beinhaltet dieser:

12.3 · Umgang mit konventionellen Hörgeräten und einem…

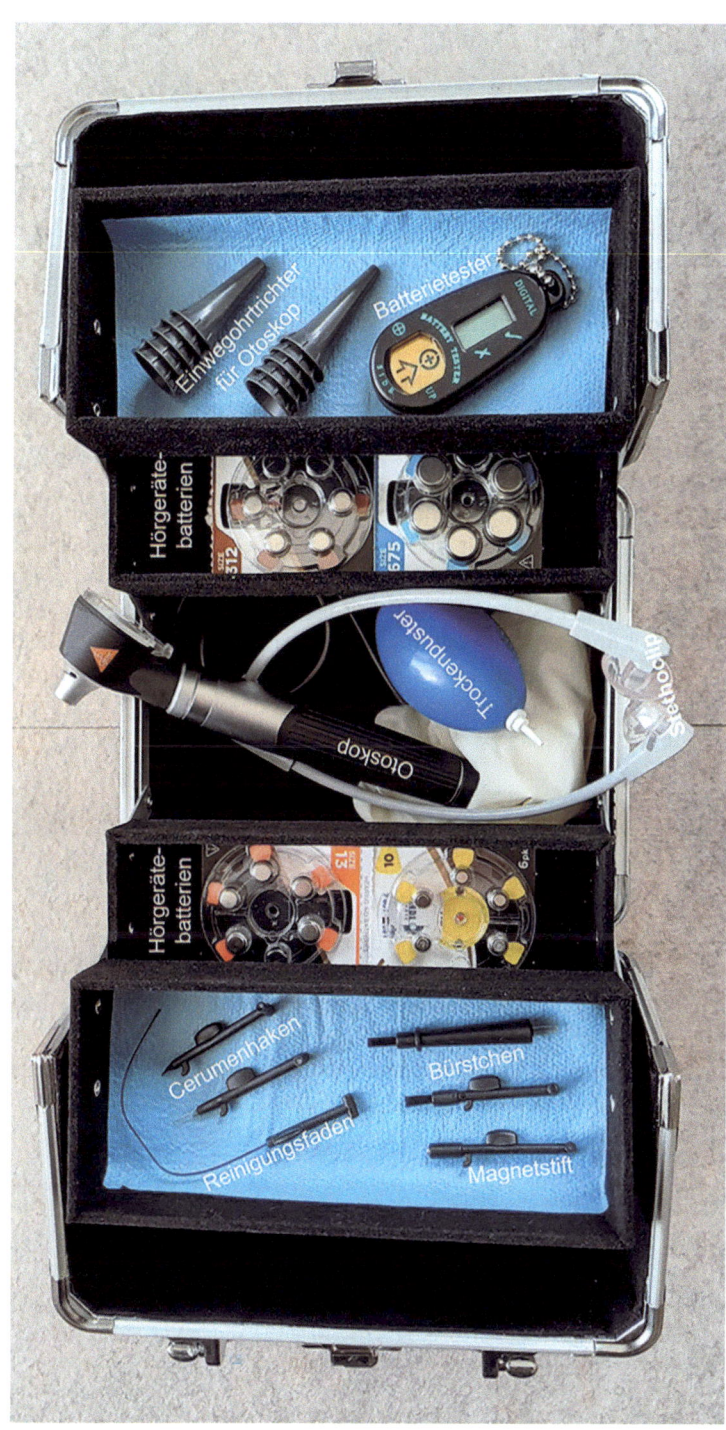

Abb. 12.19 Der „besondere Notfallkoffer" in der Basisversion nach Decker-Maruska. (Foto: M. Decker-Maruska)

- Hörgerätebatterien in unterschiedlichen Größen
- Batterietester
- Trockenpuster
- Stethoclip (Standardversion aus Kunststoff)
- Magnetstift
- Cerumenhaken
- Bürstchen
- Reinigungsfaden
- Otoskop nebst Einwegohrtrichter
- (nicht abgebildet) bereits befeuchtete Einmalreinigungstücher
- (nicht abgebildet) 2 Päckchen CI-Spezialbatterien

So ausgestattet, besteht die Möglichkeit, unter anderem die Verlegung des Gehörgangs durch Cerumen als Ursache einer eingeschränkten Hörwahrnehmung zeitnah zu erkennen oder durch den sofortigen **Batteriewechsel** die Funktionsfähigkeit eines Hörgerätes umgehend wiederherzustellen.

In diesen Zusammenhang kommt nicht selten die Frage auf, wer die Kosten für den Koffer sowie dessen Inhalt übernimmt. Eine Option ist, beides auf die jährliche Investitionsliste der jeweiligen Institution zu setzen bzw. setzen zu lassen. Eine andere Option besteht darin, Stations-/Wohnbereichsleitung, Pflegedienstleitung und im klinischen Bereich auch die Chefärzt:innen der jeweiligen Fachabteilungen mit ins Boot zu holen und das Projekt mit der Bitte um Finanzierung bei der Geschäftsführung/der Einrichtungsleitung/der Leitung eines ambulanten Pflegedienstes vorzustellen.

Aus dem Nähkästchen geplaudert

Um unseren ersten Notfallkoffer – den von einem Kollegen zur Verfügung gestellten kleinen Werkzeugkoffer – zu bestücken, suchten wir uns Sponsoren. So steuerte das Fachgeschäft, in dem die befreundete Hörgeräteakustikerin tätig war, einen Satz Hörgerätebatterien, Cerumenhaken, Bürstchen, ein Päckchen Einmalreinigungstücher sowie einen Standard-Stethoclip bei. Die knapp 120 € für das benötigte Otoskop spendete der Chefarzt unserer geriatrischen Abteilung und die zusammen ca. 20 € für Einwegohrtrichter, Batterietester und Trockenpuster finanzierten wir als Pflegeteam selbst. Unkonventionell? Ja, aber auch eine Möglichkeit, das Ziel zu erreichen.

Literatur

Decker-Maruska, M. (2021) „Der schwerhörige ältere Patient -(k)eine Dauerbaustelle im Pflegealltag?!" In: Geriatrie up2date 2021; 3: S. 71. Hrsg.: Thieme Verlag KG. Stuttgart

Deutsche Gesellschaft für Hals-Nasen-Ohren-Heilkunde, Kopf- und Hals-Chirurgie e. V. (2020): Basistherapie bei Erwachsenen und Folgetherapie und CI-Rehabilitation bei Erwachsenen. In: AWMF Leitlinie Cochlea-Implantat Versorgung. S. 40 und S. 42–43. AWMF-Register-Nr. 017/071. https://cdn.hno.org/media/PDF/ci-weissbuch-und-register-dghno-1-auflage-stand-04-2018.pdf – letzter Zugriff 10.03.2025

Literatur

Deutsche Gesellschaft für Hals-Nasen-Ohren-Heilkunde, Kopf- und Hals-Chirurgie e. V. (2020): Nachsorge. In: AWMF Leitlinie Cochlea-Implantat Versorgung. S. 46–50. AWMF-Register-Nr. 017/071. https://cdn.hno.org/media/PDF/ci-weissbuch-und-register-dghno-1-auflage-stand-04-2018.pdf – letzter Zugriff 10.03.2025

Deutsche Gesellschaft für Hals-Nasen-Ohren-Heilkunde, Kopf- und Hals-Chirurgie e. V. (2020): Prälingual taube (gehörlose) sowie perilingual (während des Spracherwerbs) ertaubte und resthörige Kinder sowie Altersgrenzen. In: AWMF Leitlinie Cochlea-Implantat Versorgung. S. 30 und S. 33–34. AWMF-Register-Nr. 017/071. https://register.awmf.org/assets/guidelines/017-0711_S2k_Cochlea-Implantat-Versorgung-zentral-auditorische-Implantate_2020-12.pdf – letzter Zugriff 10.03.2025

GKV-Spitzenverband (2020): Fortschreibung der Produktgruppe 13 „Hörhilfen" des Hilfsmittelverzeichnisses nach § 9 SGB V vom 14.12. 2020, Definition von Hörhilfen, S. 7 https://www.gkv-spitzenverband.de/media/dokumente/krankenversicherung_1/hilfsmittel/fortschreibungen_aktuell/03_2022/20220318_Produktgruppe_13_Hoerhilfen.pdf

Hesse, G. (2015): Hörgerätebauformen. In: Tinnitus; 2. Überarbeitete und erweiterte Auflage. S. 187–189, Georg Thieme Verlag KG. Stuttgart. ISBN 978-3-13-147802-3

Kießling J. (2008): Aufbau und Funktion von Hörgeräten. In: Hesse 2015. Tinnitus; 2. Überarbeitete und erweiterte Auflage. S. 181, Georg Thieme Verlag KG. Stuttgart. ISBN 978-3-13-147802-3

Kupferberg, A. et al. (2019) Auditorisches Training verbessert Sprachverstehen und kognitive Leistung. In: HNO Nachrichten 49 (2):32–37. https://doi.org/10.1007/s00060-019-5863-5 Springer Medizin Verlag GmbH, Berlin

Leitfaden für eine gelingende Kommunikation zwischen Pflegekraft und hörbeeinträchtigten Patienten/Bewohnern. 3. Auflage 12/2022, S. 59. Hrsg.: Deutscher Schwerhörigenbund e. V. Berlin

Lenarz, T., Boenninghaus, HG. (2012). Anatomie und Physiologie. In: Hals-Nasen-Ohren-Heilkunde. S. 127–132. Springer-Lehrbuch. Springer, Berlin, Heidelberg. https://doi.org/10.1007/978-3-642-21131-7_2

Meier, S. (2020). Hörgerät: Akustische Überprüfung. In: (Schlecht) Hören bei Demenz - erkennen, verstehen und aktivieren. S. 55-56. 1. Auflage 2020. Hrsg.: Fellgiebel, A.; medhochzwei Verlag GmbH. Heidelberg

Weißbuch der DGHNO-KHC (2018): (2018): Indikation zur CI-Versorgung In: Cochlea-Implantat(CI)-Versorgung S. 10 https://cdn.hno.org/media/PDF/ci-weissbuch-und-register-dghno-1-auflage-stand-04-2018.pdf – letzter Zugriff 10.03.2025

Raumakustik – (k)ein unbeachtetes Thema in der Pflege hörgeschädigter Patientinnen und Patienten

Inhaltsverzeichnis

13.1 Raumakustik – Definition in Kürze – 154

13.2 Die Auswirkungen – 155

13.3 Raumakustik verbessernde Möglichkeiten – 155

Literatur – 156

© Der/die Autor(en), exklusiv lizenziert an Springer-Verlag GmbH, DE, ein Teil von Springer Nature 2025
M. Decker-Maruska, *Hörschädigung im Pflegealltag*, https://doi.org/10.1007/978-3-662-71237-5_13

Ein Aspekt, der in der professionellen Pflege hörgeschädigter Patient:innen in Kliniken sowie in Einrichtungen der stationären Kurz- und Langzeitpflege zu oft unbeachtet bleibt, ist die Raumakustik. Verwunderlich, finden sich hier nicht selten derart ungünstige akustische Gegebenheiten, dass sie schon hörgesunden Personen die Verständlichkeit gesprochener Sprache erschweren. Die Problematik verschärft sich jedoch um ein Vielfaches bei hörgeschädigten Patientinnen und Patienten. Doch wie äußert sich eine schlechte Raumakustik und wie wirkt sich eine solche auf die hörgeschädigte Patientenklientel aus? Was können wir als beruflich Pflegende tun, um hier eine Veränderung herbeizuführen? Antworten auf diese von Pflegekräften häufig gestellten Fragen liefern die nachfolgenden Ausführungen, welche jedoch die hochkomplexe Thematik der Raumakustik nur ansatzweise und stark vereinfacht beleuchten und die Definition von Schallwellen als bekannt voraussetzen.

13.1 Raumakustik – Definition in Kürze

Grob skizziert und kurz gefasst beschreibt der Begriff „Raumakustik" die Interaktion von Schallwellen mit Oberflächen (Fußböden, Decken, Wände) und Gegenständen (etwa Möbel, Gardinen, Teppiche) in einem Raum, wobei diese Oberflächen und Gegenstände je nach Beschaffenheit die Schallwellen entweder reflektieren, absorbieren oder durchlassen.

- Ein häufig auftretendes Problem in Räumen mit schlechter Akustik ist der Nachhall (besser bekannt als Hall). Er entsteht, wenn harte, glatte Oberflächen wie Fußböden, Decken und Wände Schallwellen reflektieren und diese sich im Raum überlagern, bis sie letztlich verklingen. Dieser Nachhall beeinträchtigt die Verständlichkeit gesprochener Sprache.
- Ein anderes in diesem Kontext auftretendes Phänomen, bei dem Schallwellen in einem Raum hin und her reflektiert und zeitverzögert wahrgenommen werden, stellen die sogenannten Flatterechos"dar. Hier aus allen Geräuschechos relevante lautsprachliche Informationen herauszufiltern, erweist sich zumeist als ein äußerst schwieriges Unterfangen.
- Darüber hinaus absorbieren harte und glatte Oberflächen Schallwellen nur unzureichend mit dem Ergebnis, dass selbst alltägliche Geräusche wie Gespräche, schepperndes Geschirr, klirrende Gläser oder hin und her geschobene Stühle als unangenehm laut, störend und auch als belastend empfunden werden (Ruhe 2025).

Schlecht schallabsorbierende und einer guten Akustik wenig zuträgliche Oberflächen finden sich unter anderem in Gemeinschafts- und Therapieräumen von Kliniken sowie Einrichtungen der stationären Kurz- und Langzeitpflege. In einer solch akustisch ungünstigen Umgebung lautsprachgebundene Informationen inhaltlich korrekt zu „verstehen", verlangt jedoch von hörbeeinträchtigten Patient:innen ein hohes Maß an Konzentration und entpuppt sich vielfach als „Schwerstarbeit". Überdies ist die betroffene Patientenklientel kaum in der Lage, sich gegen das lautstarke Konversationsdurcheinander sowie das „Schepper, Polter, Klirr", also die Geräuschkulisse des alltäglichen Geschehens, abzuschirmen.

13.2 Die Auswirkungen

Um dem nicht selten als extrem anstrengend empfundenen Kommunikationserleben ein Stück weit zu entfliehen, ziehen sich besagte Patientinnen und Patienten erfahrungsgemäß häufig in das eigene Zimmer zurück oder lehnen Therapieangebote in diesen Räumlichkeiten ab. Allerdings wird seitens der professionellen Pflege eher selten eine ungünstige Raumakustik als mitverantwortlich für etwaige Rückzugs- und Ablehnungstendenzen in Betracht gezogen.

Im Gegensatz dazu erweist sich für hörgeschädigte Patientinnen und Patienten in Räumen mit guter Akustik, sprich mit geringem Nachhall und weniger Geräuschechos, gesprochene Sprache als besser verständlich, was zu einer Verminderung von inhaltlichem Miss- und Nichtverstehen beiträgt. Zudem vollzieht sich die lautsprachliche Konversation bei guter Raumakustik insgesamt leiser, da sich Personen nicht mehr gegenseitig übertönen müssen, um ihren Äußerungen Gehör zu verschaffen (Ruhe 2025). Darüber hinaus wird die zuvor aufgezeigte Geräuschkulisse als weniger laut und die Gesamtsituation als weniger anstrengend empfunden mit dem Ergebnis, dass die hörgeschädigte Patientenklientel sich erfahrungsgemäß deutlich seltener zurückzieht und wieder vermehrt an Gruppentherapien teilnimmt.

13.3 Raumakustik verbessernde Möglichkeiten

Sobald die Problematik erkannt ist, stellen sich beruflich Pflegende vielfach die Frage: „Was können wir tun, um die Raumakustik zu verbessern?" Sich der Problematik bewusst, gilt es die jeweiligen Räumlichkeiten mit Blick auf ungünstige, die lautsprachliche Kommunikation negativ beeinflussende akustische Gegebenheiten (etwa Halligkeit) zu inspizieren, erkannte Probleme ins Team zu kommunizieren und ggf. gemeinsam mit den Kolleg:innen Maßnahmen zur Verbesserung anzustoßen (Heindel, Holzapfel, Sadowski 2024). Zu den kurzfristig umsetzbaren Verbesserungsmaßnahmen zählen beispielsweise (Ruhe 2022, 2025):

In klinisch-stationären Versorgungsbereichen sowie in Einrichtungen der Kurz- und Langzeitpflege:
- Spezielle Akustikvorhänge
  (**Achtung!** Brandschutzvorgaben beachten)
- Akustikpaneele an Decken und Wänden

- Absorbieren Schallwellen und reduzieren Hall aufgrund ihrer speziellen Beschaffenheit
- Mobile Akustikstellwände (Hygienerichtlinien beachten)
  - Absorbieren ebenfalls Schallwellen und sind flexibel einsetzbar (**Achtung!** Stolpergefahr durch die Fußgestelle)

In Einrichtungen der Kurz- und Langzeitpflege sind darüber hinaus noch folgende Maßnahmen zu überdenken:
- Dicke Vorhänge etwa aus Molton oder Velvet (Samt) als Alternative zu Akustikvorhängen (in beiden Fällen Brandschutzvorgaben beachten)
  - Dämpfen die Schallreflexion an Fenstern, Raum klingt weniger hallig
- Polstermöbel wie Sofas und Sessel (Hygienerichtlinien beachten)
  - Absorbieren Schallwellen und reduzieren deren Reflexion im Raum
- Offene Regale und offene Regalwände als Stauraum favorisieren
  - Deren unregelmäßige Oberflächen absorbieren und streuen Schall

> **Empfehlung**
>
> Zielführend ist es, im Vorfeld der Umsetzung eine Expertin/einen Experten für Raumakustik zur Beratung hinzuzuziehen.

Überdies sollten in der stationären Kurz- und Langzeitpflege Gruppenaktivitäten mit hohem lautsprachlichen Kommunikationsanteil in hall- und störgeräuscharmen Räumlichkeiten durchgeführt werden.

Noch zwei Tipps aus dem Nähkästchen eines Berufskollegen:
- Eine der jeweiligen Tischgröße angepasste transparente abwaschbare Folie (2–3 mm dick) mildert das scheppernde Geräusch, wenn Geschirr auf den Tisch gestellt wird, deutlich ab und kostet nicht die Welt
- Ein Pilsdeckchen auf der Untertasse mindert das Klirren beim Abstellen der Tasse

Literatur

Heindel, B., Holzapfel, S., Sadowski, T. (2024). Räume gestalten: Akustik. In: Sehen und Hören mitdenken. S. 45. Hrsg: Blindeninstitutsstiftung, 97076 Würzburg – www.blindeninstitut.de

Ruhe, C. (2022). Der Schall muss weg. In: hörgerecht planen und bauen, Internetpräsentation Beratungsbüro für Akustik, Dip.-Ing. Carsten Ruhe, 25497 Prisdorf, https://www.carsten-ruhe.de/app/download/14883203430/2022-11-27+Der+Schall+muss+weg.pdf?t=1742983028

Ruhe C (2025). Akustik in Bildungsbauten. In: hörgerecht planen und bauen, Internetpräsentation Beratungsbüro für Akustik, Dip.-Ing. Carsten Ruhe, 25497 Prisdorf, https://www.carsten-ruhe.de/downloads/akustik-in-bildungsbauten/7-16-aktive-laermminderung/

Weiterführende Literatur

Ruhe, C. (2018). refeRATgeber 3 – Büroräume für hörgeschädigte Mitarbeiter, Hrsg: Deutscher Schwerhörigenbund e.V., Sophie-Charlottenstr. 23a, 14059 Berlin https://www.schwerhoerigennetz.de/fileadmin/user_upload/dsb/Dokumente/Information/Service/Ratgeber/refeRATgeber3_Bueroraeume.pdf

In Pflegekursen kaum thematisiert: Hörschädigungen und ihre Folgen

Inhaltsverzeichnis

14.1 Problemlage pflegender An-/Zugehöriger im häuslichen Pflegesetting – 158

14.2 „Familiale Pflege" – kurz beleuchtet – 160

14.3 Thema Hörschädigungen in das Kursprogramm „Familiale Pflege" integrieren – 160

Literatur – 161

© Der/die Autor(en), exklusiv lizenziert an Springer-Verlag GmbH, DE, ein Teil von Springer Nature 2025
M. Decker-Maruska, *Hörschädigung im Pflegealltag*, https://doi.org/10.1007/978-3-662-71237-5_14

Ende des Jahres 2023 waren knapp 5,7 Mio. Menschen in Deutschland pflegebedürftig im Sinne des Pflegeversicherungsgesetzes (§ 14 und §15 SGB XI), wovon mit 4,9 Mio. die überwiegende Anzahl der Pflegebedürftigen zu Hause versorgt wurde (Statistisches Bundesamt Wiesbaden, 2024). Um unter anderem pflegenden An-/Zugehörigen die (Zitat); „[...] Pflege und Betreuung zu erleichtern und zu verbessern sowie pflegebedingte körperliche und seelische Belastungen zu mindern und ihrer Entstehung vorzubeugen [...]", sind Pflegekassen seit 1994 gesetzlich verpflichtet, unentgeltlich Pflegekurse durchzuführen. Diese sollen (Zitat); „[...] Fertigkeiten für eine eigenständige Durchführung der Pflege vermitteln [...]" (§ 45 SGB XI). Anfänglich eher zögerlich genutzt, erfreuen sich die heute von zahlreichen Institutionen angebotenen Pflegekurse mit ihren vielfältigen Informationen zu unterschiedlichen Themenbereichen eines regen Zuspruchs. So weit, so gut, wäre da nicht die Tatsache, dass Hörschädigungen sowie die unter anderem damit einhergehende Kommunikationsproblematik zum Leidwesen nicht weniger An-/Zugehöriger in Pflegekursen selten bis keine Berücksichtigung finden. Verwunderlich, denn: Legt man einerseits zugrunde, dass 78 % der zuvor genannten 5,7 Mio. pflegebedürftigen Menschen 65 Jahre und älter waren, und bedenkt man andererseits die bekanntermaßen hohe Prävalenz von Hörschädigungen, vor allem Schwerhörigkeiten, in diesem Altersspektrum, muss folglich ein nicht unerheblicher Teil dieser pflegebedürftigen Klientel zusätzlich unter anderem unter einer eingeschränkten Kommunikationsfähigkeit leiden. Die nachfolgenden Ausführungen betrachten zu Beginn die mit einer Hörbeeinträchtigung der Pflegebedürftigen verbundenen häufigsten Probleme pflegender An-/Zugehöriger und erörtern anschließend das Kursprogramm „Familiale Pflege" sowie die Einbindung der Thematik Hörschädigungen in Pflegekurse am Beispiel „Familiale Pflege"

14.1 Problemlage pflegender An-/Zugehöriger im häuslichen Pflegesetting

Schwerhörigkeit und das damit einhergehend beeinträchtigte Lautsprachverständnis einer pflegebedürftigen Person – ob bereits vor der Pflegebedürftigkeit bestehend oder sich im Verlauf auf eine solche aufpfropfend – stellt für nicht wenige pflegende An- oder Zugehörige eine zusätzliche Herausforderung dar. So beschreiben Letztgenannte beispielsweise das häufig erforderliche Wiederholen von Gesagtem und dann doch falsch verstanden werden, die Vorwürfe bewusst leise zu sprechen, die scheinbar geringe Kooperationsbereitschaft der zu Pflegenden oder auch deren dominantes Verhalten als zum Teil extrem belastend. Wohl wissend, dass lautes Sprechen oder Schreien nicht der feinen Art entspricht, bleibt den An-/Zugehörigen in Ermangelung geeigneter Kompensationsstrategien oft nichts anderes übrig, als ihren Äußerungen durch Lautstärke Gehör zu verschaffen, wobei die missbilligenden Blicke der Pflegebedürftigen oder ein ebenso lautstarkes „Schrei hier nicht rum" nicht lange auf sich warten lassen. Dabei verstärkt sich die Brisanz der Problematik, wenn sowohl die Pflegebedürftigen als auch die/der pflegende An-/Zugehörige unter einer hörminderungsbedingten Kommunikationsstörung leiden. Häufig gelingt es erst im Rahmen einer Angehörigenschulung, hörminderungsbedingte Kommunikationsdefizite und darauf begründete intrafamiliäre Konflikte aufzudecken und effektiv anzugehen. Konfliktpotenzial bieten überdies der - die anderen Familienmitglieder terrorisierende - lautstark brüllende Fernseher oder wiederkehrende Diskussionen betreffend das Nichttragen vorhandener Hörgeräte. Deren oftmals unbekannte Handhabung beschreiben nicht wenige An-/Zugehörige als häufiges, sie zur Verzweiflung treibendes Problem. Gesellt sich zu einer bestehenden Schwerhörigkeit eine die Pflegebedürftigkeit verursachende demenzielle Erkrankung, potenzieren sich die beiden Entitäten, wie bereits in ▶ Kap. 9 aufgezeigt, unter anderem im Ausmaß der eingeschränkten Kommunikationskompetenz, wobei nicht wenige pflegende Angehörige hier an die Grenzen ihrer Belastbarkeit stoßen.

Auch für pflegende An-/Zugehörige von (spät-)ertaubten lautsprachlich orientierten Pflegebedürftigen gestaltet sich die häusliche Pflege angesichts des mit dem Hörverlust verbundenen nicht vorhandenen Lautsprachverständnisses problembehaftet. So berichtet beispielsweise die 70-jährige hörende Ehefrau eines 78-jährigen ertaubten Pflegebedürftigen: „Die Verständigung ist so schwierig, früher konnte mein Mann gut von den Lippen absehen, das fällt ihm immer schwerer und ich muss jetzt alles aufschreiben, es gibt viele Missverständnisse, oft ist er traurig und ein anderes Mal wieder ungehalten und sagt häufig, er sei ja nur noch eine Last. Das ist alles nicht so einfach …"

In Bezug auf Probleme von An-/Zugehörigen, die ein gehörloses Familienmitglied pflegen, kann ich in Anbetracht fehlender Erfahrungen nicht mit Beispielen oder Erkenntnissen dienen. Nur so viel: Auch hier gestaltet sich Kommunikation in der häuslichen Pflege, nicht zuletzt abhängig von einer Reihe von Einzelfaktoren, nicht problemfrei. Zu diesen zählen unter anderem bei gebärdensprachlich orientierten gehörlosen Pflegebedürftigen die Gebärdensprachkompetenz der pflegenden An-/Zugehörigen, bei lautsprachlich orientierten gehörlosen Pflegebedürftigen etwa deren Fähigkeit, das Prinzip der Hörtaktik anzuwenden und das inhaltliche Verständnis schriftlicher Informationen.

Als weiteres Problem kommunizieren An-/Zugehörige hörgeschädigter Pflegebedürftiger in nicht wenigen Fällen ihre defizitäre Informationslage beispielsweise zu Auswirkungen von Hörschädigungen, technischen Assistenzsystemen für die Häuslichkeit, auf die kommunikative Bedarfslage gehörloser und ertaubter Pflegebedürftiger ausgerichtete ambulante Pflege- und Betreuungsdienste, Beratungsstellen für hörgeschädigte Menschen oder zu Ansprüchen auf eine barrierefreie Kommunikation bei der Pflegebegutachtung.

> **Anmerkung**
>
> Wer tiefergehende Einblicke in die Problemlage von pflegenden An-/Zugehörigen (spät-)ertaubter und/oder gehörloser Menschen nehmen möchte, dem ist ein kollegialer Austausch etwa mit Mitarbeiter:innen von Beratungsstellen für Menschen mit Hörschädigungen oder den Kolleg:innen von Institutionen wie dem „Kompetenzzentrum für Hörschädigungen im Alter, NRW" zu empfehlen.

14.2 „Familiale Pflege" – kurz beleuchtet

Bei dem Kursangebot „Familiale Pflege – Überleitung vom Krankenhaus in die Häuslichkeit" handelt es sich um die Fortführung des 2004 von Prof. Dr. Katharina Gröning und Dr. Heinrich Linker an der Universität Bielefeld ins Leben gerufenen Modellprojektes „Familiale Pflege" (Gröning et al. 2018). Im Jahr 2019 wurde das Modellprojekt seitens der AOK NordWest sowie der AOK Rheinland-Hamburg in die Regelversorgung überführt und existiert zum jetzigen Zeitpunkt als Teil des Entlassungsmanagements in verschiedenen Kliniken der Bundesländer Nordrhein-Westfalen, Schleswig-Holstein und Hamburg.

Der große Vorteil des Kursangebotes: An-/Zugehörige, welche ein Familienmitglied zu Hause pflegen oder pflegen möchten, können bereits während des Klinikaufenthaltes ihrer Angehörigen im Rahmen individueller Pflegetrainings direkt am Patientenbett wichtige Kenntnisse und Fertigkeiten etwa im Bereich Körperpflege und Mobilisation erwerben. Die Anleitung und Wissensvermittlung erfolgt vorzugsweise durch speziell weitergebildete Pflegefachkräfte, sogenannte Pflegetrainer:innen, wobei auch Pflegefachkräfte, die nicht über diese Qualifikation verfügen, die Unterweisung durchführen können. Im Kursprogramm inbegriffen sind zudem sogenannte Initialpflegekurse, die in kleinen Gruppen in Räumlichkeiten der Kliniken stattfinden und beispielsweise Informationen zu Pflegeversicherung, Betreuungsrecht, Ernährung, Vorbeugung von Zweiterkrankungen oder Pflege bei Schlaganfall vermitteln. Überdies ermöglicht das Konzept pflegenden An-/Zugehörigen eine poststationäre Beratung und Begleitung in der Häuslichkeit (Verein Deutsche Pflegetrainer:innen e. V., o. J.).

14.3 Thema Hörschädigungen in das Kursprogramm „Familiale Pflege" integrieren

Grundlegende Voraussetzung für die Einbindung von Informationen zum Thema Hörschädigungen in das Konzept der Familialen Pflege ist die Schulung der Pflegetrainer:innen bzw. Pflegefachkräfte. Mit dieser Einbindung wird die Möglichkeit geschaffen, pflegende An-/Zugehörige bereits am Patientenbett unter anderem mit passgenauen Kompensationsstrategien sowie Verhaltensregeln vertraut zu machen und/oder ihnen die Handhabung vorhandener Hörsysteme zu vermitteln. Überdies ermöglich die poststationäre Begleitung, den pflegenden An-/Zugehörigen in der Häuslichkeit bei einer ggf. erforderlichen Anpassung etwa mit technischen Assistenzsystemen beratend zu Seite zu stehen.

Initialpflegekurse könnten sich inhaltlich an den adressatengerecht aufbereiteten Ausführungen des vorliegenden Buches orientieren und Folgendes beleuchten:

- Wie funktioniert Hören bei Menschen mit normalem Hörvermögen?
- Grundlegendes zu Schwerhörigkeit, Spätertaubung, Gehörlosigkeit und Tinnitus
- Psychosoziale und physische Folgen von Hörschädigungen und Tinnitus

- Schwerhörigkeit und Demenz
- Hörschädigungsbedingte Verständigungsprobleme meistern – Vermittlung von problemlösenden Kommunikations- und Verhaltensstrategien
- Funktion und Handhabung von Hörgeräten und Cochlea-Implantaten
- Informationen zu technischen Unterstützungsmöglichkeiten wie Weck- und Warnsystem und personeller Assistenz wie Schrift- und Gebärdensprachdolmetscher:innen
- Unerlässliches Wissen zu Begutachtungsverfahren von Pflegebedürftigkeit bei hörgeschädigten Menschen
- Einweisung ins Krankenhaus: Woran ist zu denken?
- Informationen zu Beratungsstellen/Selbsthilfegruppen/Vereinen/Kompetenzzentren usw. für hörgeschädigte Menschen

> **Wissenswert**
>
> Auch die Internetseite der „Regionalbüros Alter, Pflegen und Demenz, NRW" (Link s. Literatur) offenbart unter „Themen" reichlich Wissenswertes für pflegende An-/Zugehörige. Zudem erhalten von einer Hörschädigung selbst betroffene pflegende An-/Zugehörige hier Informationen rund um das Thema Alter, Pflege und Demenz in der jeweils gewünschten Kommunikationsform, sprich auch in DGS.
>
> Das dort eingebundene „Kompetenzzentrum Hörschädigung im Alter" bietet zudem eine unentgeltliche Basisschulung mit Minigebärdenkurs unter anderem für Pflegekräfte und Mitarbeiter:innen in Einrichtungen der Alten-/Behindertenhilfe, aber auch für freiwillig engagierte Menschen an. Titel: „Wahrnehmung und Kommunikation bei Menschen mit Hörbehinderung – Sensibilisierung zu kulturellen und kommunikativen Aspekten".

Literatur

Statistisches Bundesamt (2024). 5,7 Millionen Pflegebedürftige zum Jahresende 2023, Pressemitteilung Nr. 478 vom Dezember 2024. Statistisches Bundesamt Wiesbaden. https://www.destatis.de/DE/Presse/Pressemitteilungen/2024/12/PD24_478_224.html

Gröning, K. et al. (2018). Jahrbuch Familiale Pflege. 1. Jahrgang 2018. Modellprogramm Familiale Pflege unter den Bedingungen der G-DRG. Universität Bielefeld. Hrsg. Prof. Dr. Katharina Gröning, M.A. Carina Schiller, M.A. Jan-Willem Waterböhr https://core.ac.uk/download/211847669.pdf https://www.aok.de/pk/nordwest/kursangebot-familiale-pflege/

Sozialgesetzbuch (SGB XI) Paragraf 14, Begriff der Pflegebedürftigkeit https://www.gesetze-im-internet.de/sgb_11/__14.html – letzter Aufruf 13.05.2025

Sozialgesetzbuch (SGB XI) Paragraf 15, Ermittlung des Grades der Pflegebedürftigkeit, Begutachtungsinstrument https://www.gesetze-im-internet.de/sgb_11/__15.html – letzter Aufruf 13.05.2025

Verein Deutsche Pflegetrainer:innen e.V. (o. J.). Familiale Pflege. In: Homepage Verein Deutsche Pflegetrainer:innen e.V. 41462 Neuss. https://pflegetrainer.org/ – letzter Zugriff 14.05.2025

Regionalbüros Alter, Pflegen und Demenz, NRW https://alter-pflege-demenz-nrw.de/regionalbueros/menschen-mit-hoerschaedigung/letzter Aufruf: 13.05.2025

„Der Hörservice" – ein vergessenes Best-Practice-Konzept der klinischen Geriatrie

Inhaltsverzeichnis

15.1 Von der Idee zur praktischen Umsetzung – einige Einblicke – 164

Literatur – 166

© Der/die Autor(en), exklusiv lizenziert an Springer-Verlag GmbH, DE, ein Teil von Springer Nature 2025
M. Decker-Maruska, *Hörschädigung im Pflegealltag*, https://doi.org/10.1007/978-3-662-71237-5_15

Im klinisch-geriatrischen Versorgungskontext galt „er" als Beispiel für Best Practice, wurde auf zahlreichen nationalen und internationalen Kongressen dieser Fachdisziplin im In- und Ausland sowie in vielen einschlägig bekannten geriatrischen Fachjournalen präsentiert und vom Deutschen Schwerhörigenbund e.V. als wegweisend bezeichnet. Die Rede ist vom heute in Vergessenheit geratenen „Service rund ums Hören – Wege zum besseren Verstehen", kurz „Hörservice" genannt. Hierbei fokussiert das für den geriatrischen Versorgungsbereich eines Krankenhauses entwickelte Konzept auf eine frühzeitige, multidisziplinäre Diagnostik von alltagsrelevanten Hörbeeinträchtigungen bei geriatrischen Patient:innen im Rahmen deren stationären Klinikaufenthaltes. Ab 2002 wurde der „Hörservice" für mehr als ein Jahrzehnt in dieser Klinik erfolgreich umgesetzt und überdies mit Erfolg unter dem Namen „Hörprojekt Hömma" (im Rahmen der Initiative „Gesundes Land NRW 2008" in die Liste der 30 förderungswürdigen Projekte des Landes NRW aufgenommen) in die geriatrischen Versorgungskonzepte von zwei weiteren Kliniken eingebunden (Decker-Maruska, Lerch 2010). Die Betonung liegt hierbei auf „wurde", denn seit etlichen Jahren steht das Serviceangebot in allen diesen Kliniken nicht mehr zu Verfügung. Hierbei liegt die Vermutung nahe, dass die Einstellung der Serviceleistung am ehesten den veränderten Rahmenbedingungen, allem voran der sich kontinuierlich verringernden Anzahl professionell Pflegender geschuldet ist. Überdies könnte auch der Weggang der die Serviceleistung federführend begleitenden Personen ein Stück weit dazu beigetragen haben.

Ende der Geschichte? Nicht ganz, denn die Problematiken, welche vor über 20 Jahren zur Konzeptidee führten, gehören keinesfalls der Vergangenheit an. Ganz im Gegenteil, sie zeigen sich heute nicht zuletzt in Anbetracht der demografisch bedingt stetig wachsenden Anzahl geriatrischer Patientinnen und Patienten, von denen ein nicht unerheblicher Teil von Schwerhörigkeit betroffen ist, präsenter denn je. Hier könnten Konzepte wie der „Hörservice" unter anderem zu einer Verbesserung der Versorgungsqualität auch und gerade mit Blick auf eine zeitnahe Differenzierung zwischen einer demenziellen Erkrankung und einer „hörminderungsbedingten Pseudodemenz" beitragen. Die nachfolgenden Ausführungen beschreiben besagte Probleme und geben anschließend einen Einblick in das „alte" Hörservice-Konzept nebst seiner praktischen Umsetzung. Hierbei wird die Definition der Begrifflichkeiten Geriatrie sowie geriatrische Patientin/geriatrischer Patient als bekannt vorausgesetzt.

15.1 Von der Idee zur praktischen Umsetzung – einige Einblicke

Die Idee „Hörservice" basiert einerseits auf den langjährigen Erkenntnissen aus zahlreichen Gesprächen mit geriatrischen Patient:innen und pflegenden An-/Zugehörigen. Diese zeigten immer wieder die Umstände auf, welche einen erkennbar notwendigen Besuch bei einer HNO-Fachärztin/einem HNO-Facharzt verhinderten. Zu den am häufigsten genannten Problemen zählten ein reduzierter Allgemeinzustand und/oder mangelnde Einsichtsfähigkeit der Patientinnen und Patienten sowie lange Wartezeiten in der und/oder lange Anfahrtswege zur HNO-Praxis und erschwerte Folgeterminabsprachen etwa bei plötzlicher Erkran-

15.1 · Von der Idee zur praktischen Umsetzung – einige Einblicke

kung. Zeitgleich registrierten unter anderem die damals bereits im Umgang mit hörgeminderten Patient:innen geschulten Pflegefachkräfte der geriatrischen Abteilung eine Zunahme alltagsrelevant hörbeeinträchtigter Patientinnen und Patienten. Überdies wurde ihnen berichtet, dass erforderliche Hörgerätekontrollen, aber auch gewünschte Hörtestungen oftmals nicht zustande kamen.

Handlungsbedarf war angezeigt. Doch wie konnte man der in der Regel 70 Jahre und älteren multimorbiden Patientenklientel den Zugang zu einer HNO-fachärztlichen Untersuchung sowie einer Hörtestung erleichtern? Unsere diesbezüglichen Überlegungen resultierten in der Idee, den Patientinnen und Patienten bereits während ihres Klinikaufenthaltes eine HNO-fachärztliche Untersuchung sowie eine Hörgerätekontrolle oder eine Hörtestung zu ermöglichen und die Frage nach dem tatsächlichen Aufkommen von alltagsrelevant hörgeminderten Patient:innen in der Abteilung zu beantworten. Fest entschlossen, die Idee praktisch umzusetzen, fanden sich in den Berufskolleginnen, dem Chefarzt der Abteilung, der Klinikleitung, einer ortsansässigen Hörgeräteakustikmeisterin sowie einem ortsansässigen HNO-Facharzt, welcher bereits als Belegarzt an der Klinik agierte, engagierte Mitstreiter.

Als der „Hörservice" im Jahr 2002 als auf ein Jahr begrenztes, ausschließlich geriatrischen Patient:innen zur Verfügung stehendes und von einer Studie begleitetes Pilotprojekt an den Start ging, lag ein Jahr intensiver Vorbereitung hinter den vorgenannten Mitgliedern der Projektgruppe. Entsprechend der konzeptionellen Vorgaben entwickelte das Team Pflege in dieser Zeit die erforderliche Informations-, Ablauf- und Dokumentationsstruktur, der in Sachen Studien versierte Chefarzt das benötigte Studiendesign und die Klinikleitung traf eine Honorarvereinbarung mit dem HNO-Facharzt für dessen konsiliarische „Hörservice-Tätigkeit". Einer solchen bedurfte es mit der Hörgeräteakustikerin nicht, da sie ihre Leistung unentgeltlich erbrachte. In besagten Vorgaben festgeschrieben war darüber hinaus, dass die vorab speziell geschulten „Hörservice-Pflegefachkräfte", denen unter anderem die Planung, Organisation, Begleitung, Ergebnisdokumentation und -weiterleitung oblag, von ihren originären Aufgaben freigestellt wurden und ggf. durch die „Hörservice-Sprechstunde" zusätzlich anfallende Überstunden als Freizeitausgleich geltend machen konnten.

Vorgabengemäß wurde der „Hörservice" einmal wöchentlich angeboten, wobei die Anzahl der teilnehmenden Patient:innen auf maximal 10 Personen begrenzt war. Die Serviceleistung beinhaltete neben der HNO-fachärztlichen Untersuchung und ggf. Therapie in der klinikeigenen HNO-Ambulanz die Möglichkeit einer Hörtestung, der Kontrolle von Hörgeräten und/oder die Beratung durch die Hörgeräteakustikerin in einer ausgewählten ruhigen Räumlichkeit der Klinik. Eine der „Hörservice-Pflegefachkräfte" übernahm hierbei die Planung der „Sprechstunde" sowie deren Organisation und stand den Patientinnen und Patienten bei den jeweiligen Maßnahmen unterstützend zur Seite. Zudem oblag ihr/ihm die abschließende Dokumentation in der Patientenakte sowie die Information der für die jeweiligen Patient:innen zuständigen Pflegefachkräfte in Bezug auf die Untersuchungsergebnisse (Abb. ◘ 15.1).

Bereits in der Projektphase erfreute sich das für die Patient:innen kostenfreie Serviceangebot eines regen Zuspruchs. Hierfür sorgten unter anderem neben der

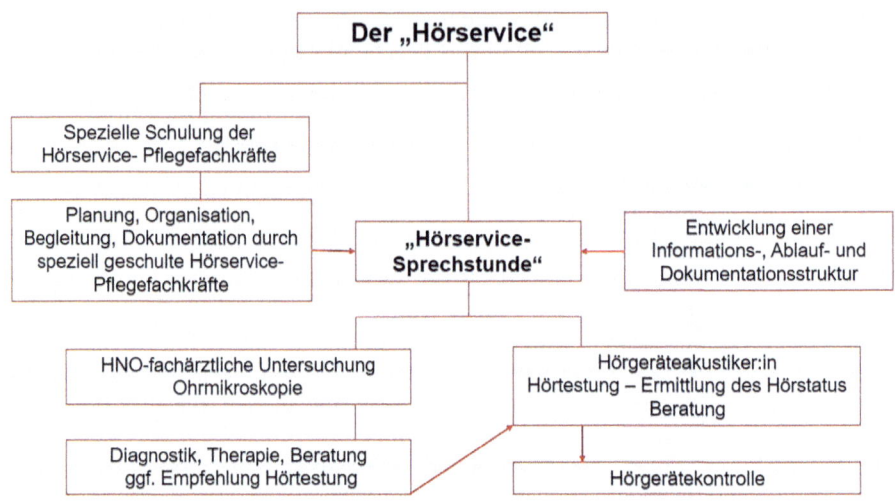

■ Abb. 15.1   Grafische Darstellung des „Hörservice" nach Decker-Maruska (Eigene Darstellung)

Fachkompetenz des Serviceteams die kurzen Wartezeiten in der HNO-Ambulanz, die flexible Termingestaltung in Abhängigkeit vom Gesundheitszustand der Patient:innen, die bequeme Erreichbarkeit ohne lange Fahrtwege sowie die darüber hinaus in der poststationären Weiterversorgung durch die An-/Zugehörigen als entlastend empfundene Funktion der Serviceleistung.

Vor diesem Hintergrund und in Anbetracht der großen Nachfrage der nichtgeriatrischen Klinikpatient:innen entschloss sich die Klinikleitung, den „Hörservice" auf unbegrenzte Zeit in das Leistungsangebot der Klinik zu übernehmen und für alle Krankenhauspatient:innen zu öffnen.

Apropos Pilotprojektstudie: Das Ergebnis der, die Projektphase begleitenden Studie überraschte unter anderem mit einer deutlich höheren Prävalenz von alltagsrelevant hörbeeinträchtigten geriatrischen Patient:innen, als ursprünglich angenommen: Von den 158 Patient:innen (Durchschnittsalter 80,2 Jahre) der geriatrischen Abteilung fand sich bei 113 Patient:innen (71,5 %) eine alltagsrelevante Einschränkung des Hörvermögens (Wedmann, Decker-Maruska 2004).

Literatur

Decker-Maruska, M., Lerch, M. (2010). Service für besseres Hören, Wege zum sicheren Verstehen. In: Geriatric HearCare Service – ein geriatrisches Versorgungsmodell der Zukunft ?! S. 38–39. Geriatrie Journal 1/10, 37–41, 2010. Verlag gerikomm Media GmbH. Wiesbaden.

Wedmann, B., Decker-Maruska, M. (2004). Service rund um das Hören und Verstehen. In: DSBreport Nr. 5/2004. Hrsg. Deutscher Schwerhörigenbund e.V., Audiovision GmbH Eigenverlag 2004

Weiterführende Literatur

Jonas, I. (2008). Attendorner Hörservice. In: Hilfe für Menschen mit Hörschädigung. Pro Alter. 3/2008. S. 10–13. 40. Jahrgang. ISSN 1430–1911. Kuratorium Deutsche Altershilfe, Köln

Hörerleben ohne und mit CI – ein „Insider" erzählt

Inhaltsverzeichnis

16.1 Vom Hören vor und nach der CI-Implantation – 168
16.1.1 Hören vor dem CI – 168
16.1.2 Hören kurz nach der Implantation – 170
16.1.3 Hören heute mit CI – 171

© Der/die Autor(en), exklusiv lizenziert an Springer-Verlag GmbH, DE, ein Teil von Springer Nature 2025
M. Decker-Maruska, *Hörschädigung im Pflegealltag*, https://doi.org/10.1007/978-3-662-71237-5_16

Leben und (wieder) hören können mit CI, wer könnte das besser beschreiben als eine Cochlea implantierte Person. Ein solcher Mensch ist Klaus Büdenbender, ein sehr geschätzter, langjähriger Freund, der – es sei gestattet, dies zu erwähnen – 2019 für sein jahrzehntelanges großes Engagement in Sachen barrierefreier Notruf mit dem Bundesverdienstkreuz 1. Klasse am Bande ausgezeichnet wurde. Die nachfolgende „Kurzgeschichte" entstammt seiner Feder und vermittelt zahlreiche Einblicke in die Lebens- und Erlebenswelt eines hörgeschädigten Menschen ohne und mit Cochlea-Implantat.

16.1 Vom Hören vor und nach der CI-Implantation

Wann meine Hörschädigung tatsächlich ihren Anfang nahm, kann ich nicht sagen. Vielleicht im Zuge meiner Mittelohrentzündung, die ich als Kind hatte? Keine Ahnung! Bemerkt hat es jedenfalls damals niemand. Ich auch nicht …

16.1.1 Hören vor dem CI

Im Wohnzimmer meines Elternhauses gab es früher einen Musikschrank. Mein Vater hörte damit sonntags morgens immer seine Operettenmusik. Für mich gab es einige Hörspiele, die ich mir anhörte, oder auch Tonbandaufnahmen, die ich selbst angefertigt hatte.

Technisch ausgestattet war der Musikschrank unter anderem mit vier Reglern, womit man Höhen und Tiefen einstellen konnte. Vielleicht war ich damals 6 oder 7 Jahre alt. Die beiden Regler für die tiefen Frequenzen mochte ich am liebsten. Mit den beiden Reglern für die hohen Töne konnte ich nichts anfangen, weil ich bei deren Betätigung keinerlei Veränderung feststellte. Das habe ich meinen Eltern auch immer mal wieder mitgeteilt. Aber es war halt die Zeit, wie sie damals war. Auf bestimmte Dinge wurde eben nicht, anders wie heute, geachtet.

Ich erinnere mich auch noch an eine Begebenheit in der 7. oder 8. Klasse der Hauptschule. Wir hatten Physik und unser Lehrer führte ein Experiment durch. Er legte das Uhrwerk einer Armbanduhr in einen länglichen Glaszylinder. Wir Schüler waren aufgefordert, an dem Glaszylinder zu horchen. Im Regelfall ist es so, dass das Ticken des Uhrwerks durch den Glaszylinder verstärkt und somit gut hörbar wird. Ich hingegen hörte gar nichts, was mein Lehrer mit Unverständnis quittierte und mich aufforderte, nochmals zu horchen. Natürlich hörte ich beim zweiten Versuch wieder nichts, sagte dem Lehrer aber das Gegenteil, damit ich meine Ruhe hatte. Eine Reaktion des Lehrers im Nachhinein gab es nicht …

Und auch ein Vorkommnis 1973/1974 auf der Fachoberschule fällt mir ein. Hier war es der Englischunterricht. Die Aussprache bestimmter englischer Wörter wollte mir einfach nicht richtig gelingen, obwohl sich der Englischlehrer sehr bemühte und mir die Wörter immer und immer wieder vorsprach. Verständlich, dass er irgendwann frustriert „aufgab" …

16.1 · Vom Hören vor und nach der CI-Implantation

Dass ich tatsächlich einen Hörschaden hatte, wurde Anfang der 70er-Jahre bei der Musterung zur Bundeswehr amtlich festgestellt. Die Folge war, dass ich als nur eingeschränkt tauglich eingestuft und nicht zum Wehrdienst eingezogen wurde. Mir selbst war der Hörschaden bis dahin nicht sonderlich aufgefallen und auch nicht bewusst, wenngleich es hier und da Probleme gegeben haben muss. Auch kann ich mich nicht erinnern, von meiner „Umwelt" darauf aufmerksam gemacht worden zu sein. Es lief ja irgendwie noch ganz prima. Ich hatte eine Freundin und der habe ich von Anfang an gesagt, dass ich schlecht hören würde. Aber sie hatte viel Verständnis und wir kamen damals noch ganz gut klar. Nichtsdestotrotz schlich die Hörschädigung immer weiter voran, die Probleme wurden nach und nach mehr, bis ich schließlich meine ersten Hörgeräte bekam. Damals noch analoge Geräte und nicht vergleichbar mit den Geräten von heute. In der Folgezeit habe ich viele Hörgeräte getragen, zum Teil auch mit zusätzlichen Hilfsmitteln.

Anfang der 80er-Jahre konnte ich eine neue Arbeitsstelle antreten. Auch die Familie wuchs an und so gab es neue Herausforderungen zu bewältigen. Dies war auch die Zeit, wo sich erstmals der Tinnitus dazugesellte, der mich fortan sehr quälte. Da kamen dann auch „dunkle Gedanken" bei mir auf ...

Die Probleme von damals waren, trotz Hörgeräten immer schwerer an der allgemeinen Kommunikation teilzunehmen zu können, bei Dienstbesprechungen nicht mehr alles mitzubekommen. Im Zweiergespräch bei Lärm bekam ich oft auch nicht alles mit und musste stets nachfragen, bei Familienfeiern saß ich still und ruhig „in der Ecke" und genoss mein Bierchen. Vogel- und Tierlaute gab es für mich schon lange nicht mehr. Telefonieren war selbst mit Zusatzhörer schließlich nicht mehr möglich und so kam das erste Faxgerät ins Haus und an meinen Arbeitsplatz. Bei Fahrten im Auto war eine Unterhaltung nicht mehr möglich. Auch gab es damals böse Stimmen, die mich als stur einstuften, da ich bei Zurufen etc. einfach nicht reagierte. Kinderstimmen wurden zunehmend zum großen Problem. Öffentliche Veranstaltungen mied ich oder ging nur noch hin, wenn es sich nicht vermeiden ließ. Ich zog mich zunehmend zurück, trotz Hörgeräten, fand aber sehr viel Halt und Verständnis in meiner Familie. Bewerbungen, die eine amtsärztliche Gesundheitsuntersuchung erforderten, um ggf. einen neuen Job, z. B. im öffentlichen Dienst, zu bekommen, scheiterten in der Regel am Hörtest oder schon alleine daran, nicht bei der Bundeswehr eingezogen worden zu sein. So war ich sehr froh, dass ich noch vor dem Tragen der ersten Hörgeräte eine Festanstellung in einer Schreinerei als Fachkraft zur Arbeits- und Berufsförderung in einer Behindertenwerkstatt bekommen hatte. Ein „Behinderter" unter vielen weiteren „Behinderten". Mit einem Kollegenstamm, der mich so annahm, wie ich war, wenngleich es auch hier zu Problemen kam. Trotzdem hat sich diese neue Stelle 35 Jahre lang als ein glücklicher Zustand erwiesen. Darüber hinaus hatte ich einen Kollegen neben mir, der sehr verständnisvoll und hilfsbereit war. Immer wieder besuchte ich in all den Jahren auch Absehseminare, lernte LBG und machte so das Beste aus meiner Situation.

Wichtig ist mir auch zu erwähnen, dass ich gut 20 Jahre in unserer Kirchengemeinde als Lektor tätig war. Erst noch ohne Hörgeräte, später mit Hörgeräten und diversen technischen Hilfsmitteln. Dieses Amt hat mir sehr geholfen, dass meine Sprache „deutlich" blieb.

Dann kam der Zeitpunkt, wo mir die Krankenkasse keine neuen Hörgeräte mehr bezahlen wollte. So reifte der Gedanke hin zum Cochlea-Implantat. Wenn die keine 7000 € mehr für zwei Hörgeräte locker machen wollen, dann eben 45.000 € für ein CI …

Das erste Gerät, 2004, bekam ich ohne Probleme, das zweite Gerät, 2007, nur mithilfe eines Rechtsanwaltes und der Tatsache, dass die gleiche Krankenkasse im Raum Bielefeld damals einer hörgeschädigten Person das zweite CI ohne Probleme zugesprochen hatte. Also ein und dieselbe Krankenkasse, aber zwei unterschiedliche Entscheidungen.

16.1.2 Hören kurz nach der Implantation

Nach langer und reiflicher Überlegung habe ich mich schließlich 2004 für die erste CI-Implantation entschieden, gegen den Willen meiner Frau und meines Sohnes. Diese hatten damals erfahren, nachdem sie mich nach einem Absehkurs in Frankfurt/Main abgeholt hatten, wie andere Hörgeschädigte mit einem CI optisch aussahen, zurechtkamen, bzw. nicht damit zurechtkamen. Und dann noch so einen „Knopf" am Kopf. Nein, das konnten sie sich bei ihrem Mann/Papa nicht vorstellen. Das wollten sie nicht. Ich aber!!

Statt zu meinen HNO-Arzt bin ich damals zu meinem Hausarzt gegangen und habe mir die nötigen Überweisungen zur CI-Voruntersuchung und Implantation geholt. Die Voruntersuchung ergab, dass ich ein klarer CI-Kandidat war, was man mir aber auch schon bei einer Reha in Bad Berleburg, einige Wochen vorher, gesagt hatte. Also habe ich 2004 die Implantation, zunächst links, in Hannover durchführen lassen. Die Erstanpassung erfolgte im Dezember 2004. Und das war schon spannend. Jedenfalls fing die Welt wieder an, „laut" zu werden. Da waren auf einmal wieder die Vögel mit ihrem Morgengesang, das „Klacken" meiner Schuhabsätze beim Gehen über den Bürgersteig, das Rascheln der Blätter beim Drüberlaufen, die Stockwerkangabe im Aufzug der Klinik und einiges mehr. Erst sehr verhalten, aber sie waren da, die neuen, schon lange nicht mehr gehörten Geräusche. Was für ein Glücksgefühl!

Was man als frisch Implantierter nach der Erstanpassung tunlichst nicht machen sollte, so hatte man es mir immer wieder erzählt und mich davor gewarnt, war zu telefonieren. Aber als Siegerländer hat man seinen eigenen Kopf und so entschied ich mich eines Abends, aus der Klinik nach Hause anzurufen. Das CI hatte eine T-Spule und der Münzapparat in der Klinik auch. Warum also sollte das nicht gehen? Meine Frau und mein Sohn, die für mich klar und deutlich zu verstehen waren, haben mir später bestätigt, dass ich auf alle ihre Fragen richtig geantwortet habe und man sei „aus dem Häuschen" gewesen. Gleichwohl war dieses Telefonat so emotional für mich, dass ich es schließlich abbrechen musste. Seit über 25 Jahren das erste Telefonat, bei dem ich wieder gut verstanden hatte. Gegen Ende der gleichen Woche habe ich noch einmal telefoniert und meinem Vater zum Geburtstag gratuliert.

Zu Hause war es dann die erste Zeit so, dass alle menschlichen Stimmen sich nach Entenhausen anhörten. Wenn man mich fragte, wie ich denn hören würde, antwortete ich immer: „Ich fühle mich wie in einem Entenstall." Das gab sich mit der Zeit aber zunehmend. Sprachtraining machte ich zu Hause, indem mir meine Lieben Wörter oder einfache Sätze aus einem Buch oder der Zeitung vorlasen, die ich wiederholen musste. Aber auch eine erfahrene CI-Logopädin aus Bad Berleburg unterstützte mich über einen längeren Zeitraum, das Hören wieder neu zu erlernen. Hörbücher habe ich damals geradezu verschlungen. Zudem gab es täglich Hörtraining in der Behindertenwerkstatt. Unsere Beschäftigten in der Werkstatt interessierte der Knopf am Kopf nicht wirklich. Man sah ihn, fragte, was das sei, und fertig. Sie hatten vielmehr Fragen zur Arbeit und wollten Antworten und Anweisungen, damit die Arbeitsaufträge abgearbeitet werden konnten. Sie wollten Antworten auf ihre „Problemchen". Aber die Kommunikation mit ihnen war mit CI doch viel leichter als noch mit Hörgeräten.

Die zweite Implantation 2007 war dann weniger spektakulär, abgesehen von dem Rechtsstreit. Und bekanntlich hört man ja auch mit dem Zweiten besser, was sich auch bei mir einstellte. Es gab nun eine Art Stereoeffekt. Autos kamen von links und verschwanden nach rechts. Ein gewisses Richtungshören war wohl auch möglich, aber noch nicht optimal. Unterhaltungen wurden nochmal etwas leichter, wenngleich große Menschenansammlungen ein Problem waren und bis heute sind.

16.1.3 Hören heute mit CI

Heute, 20 Jahre nach der Erstimplantation, möchte ich meine beiden CIs nicht mehr missen, denn ohne sie bin ich taub. (Man hat mir damals bei beiden Implantationen das Resthören zerstört, das ist heute nicht mehr so). Die CIs geben mir viel Halt und ich gehe an manche Dinge auch entspannter heran. Ich traue mich mehr, aber sicher nicht so viel, wie ich vielleicht tatsächlich könnte. Man kann das wohl auch „Bequemlichkeit" nennen. Zu kämpfen habe ich nach wie vor, aber nicht nur ich, mit den lieben Mitmenschen, die einfach keine Rücksicht nehmen wollen, bzw. Verständnis aufbringen, wenn man sie auf die bestehende Hörschädigung anspricht. Es herrscht nach wie vor die Meinung, dass man einfach mit solch teurer Technik richtig hören muss.

CIs – keine Frage, Hightech. Und trotzdem können auch sie das gesunde Gehör nicht ersetzen. Und trotz all der modernen technischen Möglichkeiten bleiben weiter Wünsche für mich offen. Auch mit diesen Geräten habe ich noch massive Schwierigkeiten in großen Gesellschaften. Meide sie, wenn möglich. Musik mag ich mit den Geräten gerne hören. Dafür hat mir mein Akustiker die Geräte passend eingestellt und alle Filter deaktiviert. Telefonieren mit Lauthören kann ich gut verstehen. Telefonieren mit dem Handy klappt dank Bluetooth und somit einer Direktübertragung zum CI auch ganz gut. Und trotzdem haben meine Frau und ich vereinbart, dass sie wirklich wichtige Gespräche für mich führt. Sicher ist sicher. Überhaupt wäre ich ohne meine Familie heute nicht da, wo ich bin. Und sie ist längst froh darüber, dass ich mich damals gegen ihren Willen durchgesetzt habe und mich implantieren ließ.

Schon lange Jahre besuche ich eine CI-SHG in unserer Region. Hier finden Interessierte die Möglichkeit, sich mit anderen CI-Trägern auszutauschen. Regelmäßige Gruppentreffen finden statt und in der Regel sind auch immer Fachreferenten dabei. Seien diese nun von unterschiedlichen CI-Fachfirmen, Ärzte implantierender Kliniken, Sozialarbeiter, Pädagogen etc. Der Erfahrungsaustausch ist wichtig! Das zeigt auch das steigende Interesse an unserer, aber sicher auch anderen CI-Selbsthilfegruppen im Land.

■ **Hinweis**
Ich kann nicht ausschließen, dass ich die Zeiten durcheinander beschrieben habe. Man möge es mir nachsehen. Und natürlich ist es so, dass ich noch viel mehr schreiben könnte …

Serviceteil

Stichwortverzeichnis – 175

© Der/die Herausgeber bzw. der/die Autor(en), exklusiv lizenziert an Springer-Verlag GmbH, DE, ein Teil von Springer Nature 2025
M. Decker-Maruska, *Hörschädigung im Pflegealltag*, https://doi.org/10.1007/978-3-662-71237-5

Stichwortverzeichnis

A

Abrufdefizit 63
Auditives System 8
Auditorischer Cortex 12
Aufschreiben 74
Authentizität 69

B

Bogengangsystem 12

C

Cerumen 9
Cerumenpfropf 97, 99
Charta der Rechte hilfe- und pflegebedürftiger Menschen 87
CI-Akustiker:in 145
Cochlea-Implantat 114
– Aufbau 114
– Energieversorgung 116
– Funktionsprinzip 116
– Implantationsausweis 117
– Versorgungsprozess 116
CODAs (Children of Deaf Adults) 41
Corti-Organ 11

D

Definition Gehörlosigkeit
– Deutscher Gehörlosenbund e.V. 40
– medizinisch 40
Definition Pflegeprozess 86
Demenzrisiko 56
Depressionsrisiko 55
Deprivation 58
– sensorisch 57
– sozial 58
Deprivationsrisiko 93
Deutsche Gebärdensprache 76
– erlernen 80
Deutsches Fingeralphabet 79
Dokumentationskürzel 99, 118
– Art der Hörschädigung 99
– Art und Verortung des Hörsystems 118
– Kompensationsmechanismen 100

E

Erst- oder Aufnahmegespräch 89
Eustachische Röhre 10
Expertenstandard, fehlender 87

F

Familienerkrankung 65
Fehleinschätzungsrisiko 94
Flatterecho 154
Frequenz in Hertz 18
Funktionen des Hörens 24

G

Gebärdensprachdolmetscher:in 80
– Beauftragung 80
– Betätigungsfeld 80
Gebärdensprachlich orientiert 91
Gehörgang 9
Gehörknöchelchen 10
Gehörlosigkeit oder Spätertaubung identifizieren 91
Gleichgewichtsorgan 11
Gradeinteilung Schwerhörigkeit 34

H

Haarsinneszelle
– äußere 11
– innere 11
Handlungsbedarf 165
HdO-Audioprozessor 142
– anlegen/abnehmen 146–148
– Batterie prüfen 145
– Batteriewechsel 144
– Funktionsstörung 145
– reinigen 142, 143
HdO-Hörgerät 108
– einsetzen/herausnehmen (geschlossene Versorgung) 141
– einsetzen/herausnehmen (offene Versorgung) 140
– geschlossene Versorgung 108
– offene Versorgung 109
– reinigen 125

Heiligenstädter Testament 54
Hörbahn 12
Hören mit Cochlea-Implantat 117
Hörgerät 105
– Ablehnung der Nutzung 136
– akkubetrieben 112
– Akkuladestation 112
– akustische Funktionskontrolle 134, 136
– Anpassung 106
– Aufbau/Funktion 105
– Batterie prüfen 130
– batteriebetrieben 111
– Batteriewechsel 128
– Bauformen 108
– einsetzen/herausnehmen 139
– Funktionsstörung 132, 133
– heutiges 113
– Pfeifton 134
– Probleme bei der Nutzung 137
– Rot-Blau-Kennzeichnung 110
– Verordnung 105, 106
Hörgerät reinigen 121
– benötigtes Zubehör 123
– Cerumenhaken 122
– HdO-Hörgerät (geschlossene Versorgung) 125
– IO-Hörgerät 123
– Trockenpuster 122
Hörgeräteakustiker:in 106
Hörgerätebatterie 111
Hörkurve 20
Hörschädigungsart 33
Hörschädigungsbedingte Kommunikationsproblematik 87, 159
Hörschädigungsbedingtes Pflegeproblem 92
– Definition 92
– erkennen 92
Hörschnecke 10
Hörservice-Konzept 164
– als Beispiel für Best Practice 164
– Pilotprojekt 165
– Pilotprojektstudie 166
Hörservice-Pflegefachkraft 165
Hörverlust
– postlingual 38
– prälingual 40
Hörwahrnehmung
– einseitige Schwerhörigkeit 38
– kombinierte Schwerhörigkeit 37
– Schallempfindungsschwerhörigkeit 36
– Schallleitungsschwerhörigkeit 36
– zentrale Schwerhörigkeit 38
Hyperakusis 46

I

Informationsaufnahmedefizit 63
Informationsdefizit An-/Zugehöriger 159
Institut für Deutsche Gebärdensprache 77
Interpersonelle Kommunikation 89
IO-Hörgerät 109
– CIC-Geräte 109
– einsetzen/herausnehmen 141
– IIC-Geräte 109
– reinigen 123

J

Je früher, umso besser 107

K

Keller, Helen 56
Kinnbügelhörverstärker 136
Knochenleitung 13
Kommunikationsanteil 69
– nonverbaler 69
– paraverbaler 69
– verbaler 69
Kommunikationserleben 55
– bei guter Raumakustik 155
– bei schlechter Raumakustik 155
Kommunikationskompetenz 70
Kommunikationsproblem 70
Kommunikative Bedarfslage 33
Kommunikative Interaktion 70
Komorbidität 64
Kompensationsmechanismus 71
Kompetenzgrenze 71
Komponente der Hörtaktik 72
Kongruenz 69
Krankenhausentgeltgesetz 75
Kursangebot Familiale Pflege 160
– Initialpflegekurs 160
– Vorteile 160

L

Lautsprachbegleitende Gebärde 79
Lautsprachlich orientiert 91
Lautsprachliche Kommunikationskompetenz 54
Lautstärke in Dezibel 18
Lebens- und Erlebenssituation 64
Luftleitung 13

M

Magnetstift 128, 144
Maßnahmenbewertung 99
Medikament, ototoxische Nebenwirkung 50
Molcho, Samy 69
Mundabsehen 71
Mundbild 72

N

Nachhall 154
Nervenfaser 13
– afferente 13
– efferente 13
Neuronale Station 14
Notfallkoffer, besonderer 148
– Kostenübernahme 150

O

Ohrgeräusch 46
Ohrmuschel 9
Otoskop 97

P

Parallelität von Schwerhörigkeit und Demenz 64
Patientensicherheit 74
Paukenhöhle 10
Pflegebeziehung 70
Pflegekurs 158
Pflegemaßnahme, mögliche 95
Pflegende/r An- oder Zugehörige/r 158
Pflegerelevante Bedeutung 87
Pflegeziel, mögliches 94
Prozessmodell 86
Prozessschritt 89
Pseudodemenz, hörminderungsbedingte 64

R

Raumakustik 154
– Verbesserungsmaßnahmen 155
Ressource hörgeschädigter Patient:innen 93
Risikomatrix 93. *Siehe See SIS®-Strukturmodel*

S

Schallwelle 9
Schriftdolmetscher:in 75
– Beauftragung 75
– Betätigungsspektrum 75
Schriftsprache 73
Schwerhörigkeit identifizieren 89
Screeninginstrument zur Ersteinschätzung des Hörvermögens 96
Selbststimulation 58
Single-Unit-Prozessor 114
Spezifisches Wissen 68
Sprachbanane 19
Sprachverständnis 36, 38
Stethoclip 134
Sturzrisiko 55, 94

T

Taubstumme/r 42
Test für Absehlehrlinge 72
Tinnitus, Schweregradeinteilung 47
Transkriptions-App 76
Trommelfell 10

U

Unterscheidungsmerkmal Schwerhörigkeit zu Demenz 62

V

Verhaltensmuster 62
Verhaltensregel, allgemeine 81
Verwechslungsphänomen 63
Vier-Ohren-Modell 69
Vorhofsäckchen 12

W

Wanderwelle 14

Z

Zentrale Verarbeitung 14

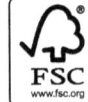

MIX
Papier aus verantwortungsvollen Quellen
Paper from responsible sources
FSC® C105338

If you have any concerns about our products, you can contact us on
ProductSafety@springernature.com

In case Publisher is established outside the EU, the EU authorized representative is:
**Springer Nature Customer Service Center GmbH
Europaplatz 3, 69115 Heidelberg, Germany**

Printed by Libri Plureos GmbH
in Hamburg, Germany